Laurent Schwartz

Mit Véronique Anger-de Friberg

Krebs

Laurent Schwartz
Mit Véronique Anger-de Friberg

KREBS

EINE EINFACHE UND GUT VERTRÄGLICHE BEHANDLUNG

Die Erfolge der Stoffwechseltherapie

Aus dem Französischen übersetzt
von Beate Brandt

VAK Verlags GmbH
Kirchzarten bei Freiburg

Titel der französischen Originalausgabe:
Cancer – un traitement simple et non toxique

ISBN der Originalausgabe 978-2-36549-177-8
This translation published by arrangement with Thierry Souccar and the agency of Agence Schweiger.

Verlag und Autor haben sich um eine geschlechtergerechte Sprache bemüht. Aus Gründen der besseren Lesbarkeit wurde im Text meist die männliche Form gewählt; alle Angaben beziehen sich selbstverständlich auf Angehörige aller Geschlechter.

Bibliografische Information der Deutschen Nationalbibliothek
Die Deutsche Nationalbibliothek verzeichnet diese Publikation in der Deutschen Nationalbibliografie; detaillierte bibliografische Daten sind im Internet über http://dnb.d-nb.de abrufbar.

VAK Verlags GmbH
Eschbachstraße 5
79199 Kirchzarten
Deutschland
www.vakverlag.de

Übersetzung: Beate Brandt
Lektorat: Nadine Britsch
Abbildungen: Idée Graphic, Toulouse
Layout und Satz: Ulrich Schmid, de·te·pe, Aalen, nach einer Vorlage von Catherine Julia
Umschlag: Agentur Guter Punkt, München
Druck und Bindung: Friedrich Pustet GmbH & Co. KG, Regensburg
Printed in Germany
ISBN 978-3-86731-237-0

Inhalt

Hinweise des Verlags
Dieses Buch dient der Information über Möglichkeiten der Gesundheitsvorsorge. Wer sie anwendet, tut dies in eigener Verantwortung. Autor und Verlag beabsichtigen nicht, Diagnosen zu stellen oder Therapieempfehlungen zu geben. Die hier vorgestellten Vorgehensweisen sind nicht als Ersatz für professionelle Behandlung bei ernsthaften Beschwerden zu verstehen.

Für Philippe Gaudin und Bertrand Halff

„Die Definition von Wahnsinn ist, immer wieder das Gleiche zu tun, aber andere Ergebnisse zu erwarten.“

Albert Einstein

Krebs und die Büchse der Pandora

Liebe Patientin, lieber Patient!

Dieses Buch richtet sich in erster Linie an Sie. Mein Ziel ist, in dieser kurzen Abhandlung die wichtigsten Fragen zu beantworten, die sich wohl jeder Krebspatient in Bezug auf seine Krankheit stellt. Neben dem Bedürfnis für mehr Klarheit zu sorgen, bewegt mich aber auch persönliches Interesse, denn ich bin vor allem ein engagierter Forscher und Arzt. Ich möchte alles versuchen, damit möglichst viele Menschen diese Krankheit überleben.

Jeder Erkrankte sieht sich zwangsläufig konfrontiert mit zwei scheinbar gegensätzlichen Denkweisen und Ansichten. Die eine entstammt der traditionellen Medizin, deren Erfolge bis heute bekanntermaßen begrenzt sind, die andere der alternativen Medizin.

Beide Richtungen haben sich weiterentwickelt. Die Grundannahmen zahlreicher Onkologen beginnen zu bröckeln. Die Chemotherapie mit ihren verheerenden Nebenwirkungen wird immer seltener eingesetzt und macht stärker zielgerichteten

Behandlungen Platz. Gleichzeitig beugt sich die Komplementärmedizin zunehmend wissenschaftlichen Regeln. Auch hier verschwinden, ähnlich wie in der Schulmedizin, manche Behandlungsmethoden in der Versenkung.

Tatsächlich nähern die Vorgehensweisen sich einander an, denn die Schulmedizin begrenzt mithilfe zielgerichteter Therapien die Nahrungszufuhr von Krebszellen, während die alternative Medizin es der Zelle durch die Gabe von Nahrungsergänzungsmitteln ermöglicht, den Zuckerüberschuss zu verbrennen, von dem wir noch sprechen werden. Eine große Aussöhnung ist im Gange, in deren Verlauf die beiden Ansätze zu einem verschmelzen werden.

Laut der Internationalen Agentur für Krebsforschung (IARC) sterben jedes Jahr acht Millionen Menschen an Krebs. Die Todesrate liegt naturgemäß in den Ländern am höchsten, in denen die Mittel knapp sind. Krebs ist eine Krankheit der Armut und des Zusammenlebens auf engem Raum, und wer arm ist, hat meist keinen oder wenig Zugang zu medizinischer Versorgung.

Die IARC geht davon aus, dass „die Zahlen aufgrund von Wachstum und Alterung der Bevölkerung bis zum Jahr 2025 auf bis zu 19,3 Millionen ansteigen können", denn Krebs ist auch eine Krankheit des Alterns, genauer gesagt der vorzeitigen Alterung. Doch auch wenn wir alle dazu verurteilt sind, zu altern, muss der Krebs dennoch nicht unser unausweichliches Schicksal sein. Es gibt Arzneimittel. Sie haben ihre Wirksamkeit bei einigen Patienten gezeigt, die als verloren galten – Patienten, die bereits zum Sterben nach Hause geschickt worden waren und denen es dennoch gelang, die Krankheit sozusagen „im Zaum zu halten". Zugegebenermaßen sind sie nicht komplett geheilt. Ihre Krebserkrankung ist vielmehr zu einer Art chronischem Leiden geworden, wobei Lebensbedingungen und Lebenserwartung sich eindeutig verbessert haben. Einige leben nach mehreren Jahren der Behandlung immer noch, obwohl ihnen die Ärzte zuvor nur wenige Monate gegeben hatten.

Innerhalb kürzester Zeit mit dem Tod konfrontiert, trafen diese verzweifelten Patienten die Wahl, an Therapieversuchen teilzunehmen. Verzweifelt waren sie vor allem, weil ihnen nur noch wenig Lebenszeit blieb. Sie waren mutig und ängstlich zugleich – genau wie die Mitglieder meines Teams und ich, die wir ihre Sorgen teilten, ohne unsere eigenen vor ihnen zu verbergen. Wir setzten große Hoffnung in unsere Behandlungen, wussten aber auch, dass jeder Kranke anders auf Therapien reagiert. Wir konnten ihnen nicht versprechen, dass wir am Ende erfolgreich sein würden. Wir konnten nur hoffen, dass unsere experimentellen Behandlungen ihnen als Alternative zu einer schweren Chemotherapie, die aufgrund ihres Zustands keine Option mehr war, höhere Überlebenschancen eröffnen würden.

Wir wurden in unserem Vorgehen von keiner der Institutionen unterstützt, die sich dem Kampf gegen den Krebs verschrieben haben. Nur wenige Wissenschaftler und Ärzte wagen es, die bekannten Pfade zu verlassen und sich abseits der vorherrschenden Denkrichtung zu bewegen.

Das langandauernde immense Scheitern der modernen Onkologie hängt paradoxerweise mit den ersten Erfolgen der Chemotherapie gegen Ende der 1940er-Jahre zusammen. Aus Giftgasen gewonnene Medikamente ermöglichten es Kranken, die bislang als unheilbar galten, zu überleben, ja, sogar zu genesen. Der Krebs wurde zu einem Gegner, den man töten konnte. Einige Krebsarten reagierten auf die Gifte und dieser Teilsieg steckte die Linien fest. Aber die Chemotherapie hat in Bezug auf die Heilung der am häufigsten auftretenden Krebsformen ihre Grenzen. Das galt damals ebenso wie heute. Ich werde darauf zurückkommen.

Aber dieser Weg, der darin besteht, die Krebszellen abzutöten, hat uns alle (Forscher, Ärzte, Institutionen, Pharmaunternehmen, Medien, Patienten) zu lange in die Irre geführt. Er hat auch allen möglichen Auswüchsen Tür und Tor geöffnet. Innerhalb von 50 Jahren wurden Hunderte von Milliarden Dollar in die Krebsforschung gepumpt, die zu einer wahren Suche nach dem heiligen Gral geworden ist. Dennoch sterben heute nahezu ebenso viele Menschen an Krebs wie 1960. Es ist also höchste Zeit, uns einzugestehen, dass wir uns auf einem Irrweg befinden.

Doch wer traut sich, der Allgemeinheit ins Gesicht zu sagen, dass die Chemotherapie manchmal mehr schadet als nützt? Wer wagt es zuzugeben, dass wir unfähig sind, ein Leiden zu behandeln, das so alt ist wie die Menschheit selbst, nur weil wir uns weigern einzusehen, dass es sich schlicht und ergreifend um eine Krankheit des Zellstoffwechsels handelt? Die Illusion eines baldigen Sieges über den Krebs hat vor allem zum Aufbau einer neuen Wirtschaftsblase beigetragen.

Auch wenn der Krebs tötet, erfreut er sich selbst bester Gesundheit – hält er doch einen ganzen Wirtschaftszweig am Leben. Der Krebs-Markt (Medikamente, Therapien, Geräte, medizinisches Personal, Spezialeinrichtungen, weiterführende Behandlungen) verdoppelt sich alle fünf Jahre. Laut dem ehemaligen US-Marktforschungsunternehmen *IMS Health*, das besonders auf Pharmazie und Onkologie spezialisiert war, stellen Medikamente gegen Krebs den weltweit größten Markt dar – eine Entwicklung, dank derer wir den Karren ordentlich vor die Wand gefahren haben. Allein die französische Sozialversicherung gibt nahezu 18 Milliarden Euro für sogenannte „Behandlungen" aus.

In dem Bewusstsein, dass der Krebs einen ganzen Wirtschaftszweig am Laufen hält, fehlt sowohl den Institutionen als auch den Politikern der Mut, der Wahrheit ins Gesicht zu sehen. Vermutlich fürchten sie, die Büchse der Pandora zu öffnen, denn unser Verhältnis zur Wahrheit ist mitunter merkwürdig. Es fällt uns schwer, eine Tatsache oder Information als „wahr" anzusehen, wenn diese nicht mit unseren Überzeugungen oder Vorstellungen übereinstimmt. Also ignorieren wir alles Widersprüchliche, indem wir vorgeben, an unsere „Geschichte" zu glauben, an die Legende, die wir gemeinsam aufgebaut haben, um die Wahrheit zu leugnen. In diesem Sinne sind Informationen häufig nicht wahr oder falsch, sie sind vielmehr opportun oder eben nicht. Auch die Medien tragen ihren Teil zu dieser kollektiven kognitiven Dissonanz bei, ebenso wie die in ihrem Bann stehenden Mediziner, die Politik und das Gesundheitswesen sowie die Aufsichts- und Regulierungsbehörden wie die französische *Agence nationale de sécurité du médicament et des produits de santé* oder die Europäische Arzneimittel-Agentur (EMA). Bürger- oder Patientenvereinigungen kommen in der Debatte um Krebstherapien praktisch gar nicht zu Wort. Dennoch sind wir heute in der Lage, Kranken neue therapeutische Ansätze anzubieten, die wirksamer sein könnten als die Chemotherapie und gleichzeitig weniger Nebenwirkungen haben.

Mein Team und ich haben den Weg der Stoffwechseltherapie gewählt, der zum ersten Mal in den 1920er-Jahren von dem

Nobelpreisträger Otto Warburg eingeschlagen wurde. Wie ich in diesem Buch erläutern werde, glauben wir, eine Methode gefunden zu haben, wie man mit einfachen, ungiftigen und preisgünstigen Medikamenten den Verlauf der Krankheit verlangsamen und manchmal sogar aufhalten kann. Es handelt sich dabei um Medikamente, die bereits jetzt im Arzneibuch zu finden sind. Untersuchungen an Freiwilligen haben ihre Wirksamkeit gezeigt.

Ich hoffe, dass andere unsere Arbeiten aufgreifen und fortsetzen werden. Und ich appelliere auch an Institutionen dies zu tun, damit Versuchsreihen in größerem Maßstab durchgeführt werden können. Es ist dringend erforderlich, dass neue Behandlungsprotokolle entwickelt werden. In der Wissenschaft gibt es häufig plötzliche Entwicklungssprünge. Ich hoffe, dass ich mit meinen Mitstreitern und unseren Nachfolgern einen solchen machen kann, damit die Plage Krebs bald der Vergangenheit angehört. Ich weiß, dass wir damit noch ganz am Anfang stehen. Die Zeit der Forschung ist nicht die Zeit der Patienten. Aber unseren Patienten läuft derweil die Zeit davon.

Ungeachtet der bislang erzielten Fortschritte zeigt sich die Wissenschaftsgemeinde zögerlich. Krebs zu heilen, das ist möglich, aber man muss es auch wollen. Meine Kollegen bauen lieber auf randomisierte Doppelblindstudien[1], validiert durch Meta-Analysen, Konsenskonferenzen, Gesundheits-

---

1 Randomisierte Studien werden in der medizinischen Forschung als die genaueste und sorgfältigste Methode angesehen. Sie zielen darauf ab, die Wirksamkeit einer Behandlung nachzuweisen.
Die für die Studie ausgewählten Patienten werden nach dem Zufallsprinzip in zwei Gruppen unterteilt. Die erste Gruppe erhält die Behandlung, die zweite Gruppe erhält in der Regel eine Placebo-Therapie. Durch die zufällige

behörden … Sie fürchten den Wind der Freiheit und verstecken sich hinter Normen, aus Angst vor Prozessen, die niemals kommen.

Die Arbeiten meines Teams sind in renommierten Fachzeitschriften veröffentlicht worden, sie sind also allgemein zugänglich. Die Medien, ebenfalls Opfer der vorherrschenden Meinung, bringen unseren Forschungen, die sie falsch verstehen, bislang nur wenig Interesse entgegen. Aus diesem Grund richtet sich dieses Buch auch an sie.

In Wahrheit jedoch gilt meine Botschaft allen. Denn jeder von uns war schon einmal direkt oder indirekt von Krebs betroffen, ist es noch oder wird es irgendwann sein. Höchste Zeit also, unsere Ängste zu überwinden und der Wahrheit ins Gesicht zu sehen. Dazu müssen wir in die Eigenverantwortung gehen und die Wahl treffen, uns zu informieren. Wir müssen in Bezug auf unsere Gesundheit und die zur Verfügung stehenden Behandlungsmöglichkeiten – also letztendlich unser Leben – selbst die Zügel in die Hand nehmen.

Für uns Mediziner wiederum ist es an der Zeit, unsere Patienten und deren Angehörige darüber zu informieren, dass es alternative Forschungsrichtungen und Therapien gibt, die Wirksamkeit zeigen und die klassischen Behandlungen ergänzen können. Das Gewicht der Angst lähmt den Kranken – und häufig auch die Angehörigen – und hindert ihn daran, sich

---

Unterteilung möchte man Gruppen bilden, in denen potenzielle personenbezogene Störfaktoren und Ähnliches möglichst gleichmäßig verteilt sind. Um ein möglichst unvoreingenommenes Studienkonzept zu gewährleisten, wissen weder die Ärzte noch die Patienten, wer das getestete Präparat erhält und wer das Placebo (man nennt diese Studien daher auch Doppelblindstudien).

umfassend zu informieren. Ohne Unterstützung durch die behandelnden Ärzte befällt Patienten häufig Panik bei dem Gedanken, sich für eine Therapie zu entscheiden, die von den üblicherweise eingeschlagenen Wegen abweicht – und zwar selbst dann, wenn die klassischen Optionen nur wenig Chancen auf Erfolg bieten.

Dennoch ist der Bürger ein eigenverantwortliches Wesen – sofern er sich dazu entscheidet, seine Eigenverantwortung auch zu leben. Wenn er sich nicht selbst des Problems annimmt, wird sich auch nichts verändern. Wirksame Therapien werden weiterhin nur denjenigen zugänglich sein, die über die entsprechenden Informationen verfügen oder es wagen, die traditionellen Behandlungen in Frage zu stellen.

Es ist an der Zeit, dass jeder selbstverantwortlich und allein seinem Gewissen verpflichtet entscheiden kann. Für den Patienten fällt diese Entscheidung in seine Privatsphäre. Für den Mediziner fällt sie unter den Eid, der ihn mit seinen Patienten verbindet. Für beide ist die Zeit gekommen, eine bewusste und informierte Entscheidung zu treffen, und zwar ohne Druck – eine Entscheidung, die es Praktizierenden erlaubt, ihre Patienten zu begleiten, ohne dabei Karriere oder Ruf zu riskieren.

KAPITEL 1

Eine menschlichere Medizin

Es mag vielleicht überraschend oder sogar ein wenig irritierend sein, wenn ein Mediziner einen Text schreibt, in dem er seinen teils schwer erkrankten Patienten etwas enthüllt, das er für wahrscheinlich hält, ohne sich jedoch hundertprozentig sicher zu sein. Kranke wünschen sich wirkungsvolle Behandlungen, keine Versprechungen oder schwammigen Hypothesen. Sie möchten wissen, was funktioniert und was nicht. Sie lernen, sich damit abzufinden, dass sie sterben werden, aber nicht damit, dass ihnen eine wirksame und gefahrlose Behandlungsoption vorenthalten wird.

Ich bin Arzt. Ich habe mich dreißig Jahre lang mit einem einzigen Thema beschäftigt, dem Krebs. Am schwersten war es für mich zu akzeptieren, dass meine Lehrer, ob in Frankreich oder in Harvard, nichts mit Sicherheit wussten. Trotz aller Ankündigungen und all dem Trubel müssen wir am Ende, wie im Märchen, den Tatsachen ins Auge blicken: Der Kaiser ist nackt!

Es ist nun bereits zwanzig Jahre her, dass ich meine Wahrheit in meinem ersten, beim französischen Verlag Hachette erschienenen Buch *Métastases* kundgetan habe. Als Arzt werde ich täglich mit dem Sterben meiner Patienten konfrontiert. Als Wissenschaftler weiß ich um die geringe Perspektive einer in Teilen vom Weg abgekommenen Forschung. Ich habe vor zwanzig Jahren bereits vor den Grenzen der Chemotherapie und illusorischen Hoffnungen gewarnt. Am Tag nach dem Erscheinen eines – relativ harmlosen – Artikels im *Le Nouvel Observateur* wurde ich von der *Assistance Publique des Hôpitaux de Paris* ausgeschlossen und meine Patienten wurden aus dem Krankenhaus gejagt. Ich erspare Ihnen die Einzelheiten der darauf folgenden juristischen Abenteuer und meiner zum Schein erfolgten Wiedereinsetzung.

Vor zwanzig Jahren bereits hatte dieses Buch recht.

Ich habe mich also darangesetzt, die Geschichte des Krebses neu zu schreiben. Zu diesem Zweck musste ich mich vom Joch der „Political Correctness" befreien. Es wurde mir von anderen auferlegt, den Namenlosen der Wissenschaft, und ich habe einen hohen Preis dafür bezahlt. Den Preis der Freiheit und, wie ich glaube, der Wahrheit. Ich bin allein aufgrund meiner Überzeugungen zum Opfer zahlreicher Angriffe geworden. Eine moderne Form der Hexenjagd in Form von endlosen Prozessen und ihren Folgen wie schwerer Erschöpfung und Geldsorgen.

Das, was ich mit Ihnen teilen werde, entspricht meiner tiefsten Überzeugung. **Krebs ist im Grunde eine einfache, um nicht zu sagen banale Krankheit**. Diese Ansicht wurde zunächst in Tierversuchen, dann auch von anderen Laboren bestätigt. **Eine einfache und ungiftige Behandlung verlangsamte das Wachstum aller Krebszellen, die in die Flanke von Mäusen injiziert wurden.**

Was noch fehlt, ist der ultimative und alles entscheidende Beweis – die Heilung. Oder zumindest die Stabilisierung der

Kranken. Ich habe versucht, bei meinen Ärztekollegen, den Onkologen vom Universitätskrankenhaus Paris, Überzeugungsarbeit zu leisten. Ich habe mich an Ministerien gewandt und an Institutionen wie das nationale Krebsinstitut, unterstützt von meinen Kollegen an der technischen Hochschule und vom Dekan der Universität Harvard, der unsere Resultate reproduzierte. Ohne Erfolg.

Auf mich allein gestellt habe ich beschlossen, meine Kranken frei zu behandeln, ohne die Unterstützung und den Schutz einer Institution und des weißen Kittels. Gemeinsam haben wir die Büchse der Pandora geöffnet und die menschliche Misere ans Licht gebracht. Ich habe die Kranken eingeladen und gemeinsam haben wir ihre Furcht und meine Ängste auf den Tisch gelegt. Der weiße Kittel dient am Ende nur dazu, den Kranken vom Behandler zu trennen, den Laien vom „Wissenden", und den Arzt von den Ängsten des Patienten abzuschirmen. Getragen wie eine Uniform in einer Armee weist er einen Rang zu und erlaubt es, all jene auf Distanz zu halten, die auf die Hilfe der Kittelträger angewiesen sind.

Heute strebe ich nur noch eines an: eine Rückkehr zur Wissenschaft und zur Anonymität. Ruhm und Geld haben mich noch nie interessiert. Ich habe redlich gehandelt und das getan, was ich für meine Pflicht hielt. Ich habe das getan, von dem ich mir wünschen würde, dass andere es für mich täten.

Meine Zeit als Freibeuter und Forscher neigt sich dem Ende zu. Es ist nun an den Kranken, den Betroffenen, dieses Thema voranzutreiben und das fehlende Bindeglied zu finden in einer Mischung aus Argumentation und Empirismus.

Es ist die Zeit der Aussöhnung. Denn auch die Schulmedizin hat sich weiterentwickelt.

KAPITEL 2

Die Macht der Zahlen

Ich habe zahlreiche Artikel in anerkannten und zum Teil renommierten Fachzeitschriften veröffentlicht. Um veröffentlicht und somit von seinen Berufskollegen akzeptiert zu werden, muss man eine Idee haben, sie durch Experimente validieren und ein Gremium von Fachkollegen überzeugen. Ziel des Gremiums ist es, Fehler aufzustöbern und dem Verfasser zu helfen, seine Ideen und sein Anliegen zu verdeutlichen. Allein zum Thema Krebs werden jedes Jahr Hunderttausende von Artikeln veröffentlicht. Es gibt zahllose Fachzeitschriften, die alle das Ziel verfolgen, über medizinische Themen zu informieren. Je einfacher die Ergebnisse sind und je mehr sie den Erwartungen entsprechen, umso zügiger wird ein Artikel veröffentlicht.

So wie Tageszeitungen sich größtenteils durch Werbeanzeigen finanzieren, leben medizinische Fachzeitschriften von der Pharmaindustrie. Aber da die Werbeeinnahmen im medizinischen Bereich sinken (wie dies auch bei der Publikumspresse der Fall ist), muss der Autor eines wissenschaftlichen Artikels häufig nahezu 2000 Euro pro Artikel als „Druckkostenzuschuss" zahlen.

In Automobilzeitschriften werden Sie keinen Artikel finden, in dem Volkswagen kritisiert wird. Die Skandale, in die L'Oréal oder der Luxuskonzern LVMH verwickelt waren, wurden in Frauenzeitschriften nie thematisiert. Wenn man das bedenkt, verwundert es auch nicht weiter, dass es einen Artikel gibt, den ich niemals in einer medizinischen Fachzeitschrift unterbringen konnte. Einen einzigen. Er stellte unmittelbar die Bilanz der modernen Onkologie in Frage.

In Zusammenarbeit mit Nicolas Hafner, einem engagierten jungen Informatiker, und Mireille Summa, Dozentin und Forscherin für Statistik an der Universität Paris-Dauphine, haben wir, beginnend mit dem Jahr 1960, Totenscheine aus einer Vielzahl von westlichen Ländern betrachtet. Wenn der Tod eintritt, stellt der Arzt einen Totenschein aus – ein rechtliches Dokument, das für die Bestattung und den Erbgang erforderlich ist. Wird der Totenschein nicht gleich ausgestellt, besteht der Verdacht eines unnatürlichen Todes und eine Untersuchung wird eingeleitet. Auf dem Totenschein muss der ausstellende Arzt die Todesursache angeben (unter dem Siegel der ärztlichen Schweigepflicht).

Totenscheine werden von den staatlichen Behörden erfasst. Die verschiedenen Länder teilen ihre Daten mit der in Lyon ansässigen Internationalen Agentur für Krebsforschung (IARC). Die Agentur führt zwar auch einige Studien durch, beschäftigt sich aber vor allem mit der Prävention, in Form der Definition von Karzinogenen und dem Festlegen von Normen. An dieser Stelle ein kleiner Einschub zum Thema Normen: Diese werden gemeinschaftlich von anerkannten Experten festgelegt, die dabei ihre realen oder potenziellen Interessenskonflikte benennen. Wie bei allen internationalen Organisationen muss ein Konsens gefunden werden. Keiner wird absprechen, dass das Aids-Virus das Krebsrisiko erhöht, sodass hierüber schnell Einigkeit besteht. Andere haben ein Interesse daran, bestimmte Merkmale besonders schwarz zu malen, und schon ist allein die ultraviolette Strahlung verantwortlich für bösartige Melanome (man will schließlich Cremes verkaufen).

In jedem Fall verfügt die Agentur über eine Fülle an Daten für Mathematiker, die frei zugänglich sind. Eine Fülle, für die sich niemand interessiert.

Es wird Sie womöglich überraschen zu erfahren, dass bereits Tausende von Publikationen zu Teilaspekten der Entwicklung der Volksseuche Krebs veröffentlicht wurden (etwa ein Bericht über die Entwicklung der Sterblichkeitsrate bei Brustkrebs in einem bestimmten amerikanischen Bundesstaat oder in einem französischen Département). Wir wissen, dass der Tabakkonsum in China schreckliche Auswirkungen hat und dass Magenkrebs heutzutage in Japan seltener auftritt, obwohl er in diesem Land zuvor weit verbreitet war. Darmkrebs, der in Japan nur selten vorkommt, ist eine wahre Plage in den USA. An der Westküste der USA lebt eine nicht geringe Anzahl an Japanern. Bei ihnen sinkt die Magenkrebsrate rapide, während die Darmkrebsrate jedoch ansteigt. Eine Auswirkung der Globalisierung, die die Ökologen bislang sicher noch nicht bedacht haben.

Ebenfalls überraschend ist, dass es bislang **kein globales Gesamtbild** der Krankheit gibt. Ein Gesamtbild, das es ermöglichen würde, die Aussagekraft der ergriffenen Gesundheitsmaßnahmen zu verstehen und zu bewerten. Die Daten der IARC müssen erfasst und ausgewertet werden. Das ist keine einfache Aufgabe. Krankheiten werden von der Weltgesundheitsorganisation klassifiziert, wobei diese Klassifizierungen immer wieder verändert und präzisiert werden. Heutzutage wird beispielsweise Krebs im Mundrachenraum (auch als Oropharynxkarzinom bezeichnet), der an der Seitenwand auftritt, als C 10.2 klassifiziert, was die Sache nicht unbedingt einfacher macht.

Um zu solch einem Gesamtbild zu gelangen, müssen die Daten zahlreicher Länder ausgewertet werden. In den vergangenen fünfzig Jahren hat sich die Weltkarte verändert. Die DDR, die UdSSR und Jugoslawien existieren nicht mehr. Stattdessen finden wir auf der Karte nun Länder wie Kroatien, Serbien und Russland. Eine harte Nuss für alle, die mit großen Datenmengen arbeiten wollen. Zudem ist die Weltbevölkerung nicht nur gewachsen, sie wird auch zunehmend älter. Um die Auswirkungen des Bevölkerungsanstiegs und der Überalterung auszugleichen, gibt es mathematische Techniken, die bekannt und akzeptiert sind. Epidemiologen sprechen von der so genannten ASR, der altersstandardisierten Mortalitätsrate. Damit haben auch wir gearbeitet.

Die Ergebnisse bestätigen das, was alle bereits wissen. Die Krebs-Sterblichkeitsrate wird immer wichtiger, aus dem einfachen Grund, dass wir immer älter werden, und sie ist bei Frauen wesentlich geringer als bei Männern (siehe Abbildungen auf Seite 26).

In den vergangenen fünfzig Jahren hat sich vieles verändert. In den Ländern, in denen Magenkrebs häufig auftrat, nimmt sein Auftreten nun rapide ab. Den Grund hierfür kennen wir nicht. Bessere Hygiene? Weniger Nitrate? Es findet eine allmähliche Angleichung und Standardisierung statt. So gehen beispielsweise die Magenkrebs-Raten in einigen Ländern zurück und nähern sich den niedrigeren Raten an, die anderswo beobachtet werden. Bei anderen Krebsarten sehen wir eine gegenläufige Entwicklung. Dort, wo Darmkrebs bislang nur selten vorkam, tritt er nun häufiger auf, während in Ländern mit zuvor hohen Darmkrebs-Raten ein geringeres Aufkommen zu beobachten ist. Die Globalisierung betrifft heutzutage auch die Krankheiten. Wir sehen nicht nur die gleichen Filme wie Japaner, Australier und Amerikaner und ernähren uns zunehmend ähnlich, wir sterben auch an den gleichen Krankheiten. Die Internationalisierung geht also auch durch den Magen. Alles homogenisiert sich, selbst die Ursachen für den Krebstod.

Betrachtet man das Ganze etwas mehr aus der Ferne, wird ein weiterer wichtiger Aspekt sichtbar – der Grund, warum man besagten Artikel nicht veröffentlichen möchte. Die Ergebnisse meines Forschungsteams zeigen eindeutig, **dass die Krebs-Sterblichkeitsrate sich seit 1960 kaum verändert hat** (–13%), und zwar in allen 19 westlichen Ländern, die wir untersucht haben. Zudem handelt es sich um eine altersstandardisierte Sterberate (ASR), was nichts anderes heißt, als dass die Überalterung und das Wachstum der Bevölkerung bereits berücksichtigt wurden, wodurch tatsächlich ein echter Vergleich gegeben ist. Und die Ergebnisse sind ein Desaster (siehe Abbildungen auf den Seiten 26 und 27.

Lassen Sie uns, um einmal ein Beispiel herauszugreifen, einen näheren Blick auf Prostatakrebs werfen. Die Sterblichkeitsrate hat sich in den vergangenen 50 Jahren kaum verändert, obwohl in diesem Zeitraum parallel die Strahlentherapie, die Prostatektomie, Früherkennungsmaßnahmen und moderne Hormontherapien aufgekommen sind.

Entwicklung der Krebs-Sterblichkeitsrate in den vergangenen 50 Jahren
(in 19 westlichen Ländern laut den Daten der
Internationalen Agentur für Krebsforschung)

Männer

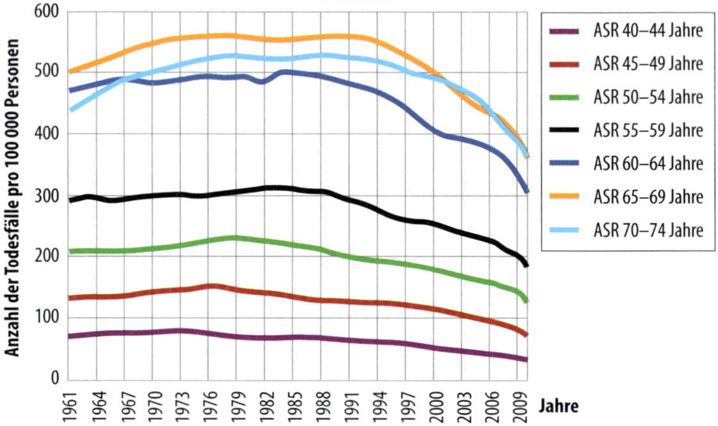

Frauen

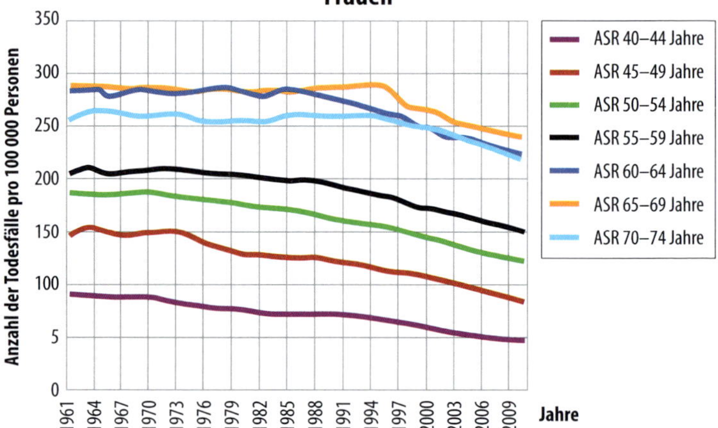

Diese Grafiken zeigen die Krebs-Sterblichkeitsrate (altersstandardisiert) für den Zeitraum zwischen 1960 und 2010. Sie zeigen, dass die Sterblichkeitsrate immer signifikanter wird, weil wir alle ein höheres Alter erreichen. Auch wird deutlich, dass die Sterblichkeitsrate bei Frauen niedriger liegt als bei Männern.

Entwicklung der Krebs-Sterblichkeitsrate in den vergangenen 50 Jahren nach Krebsart (in 19 westlichen Ländern)

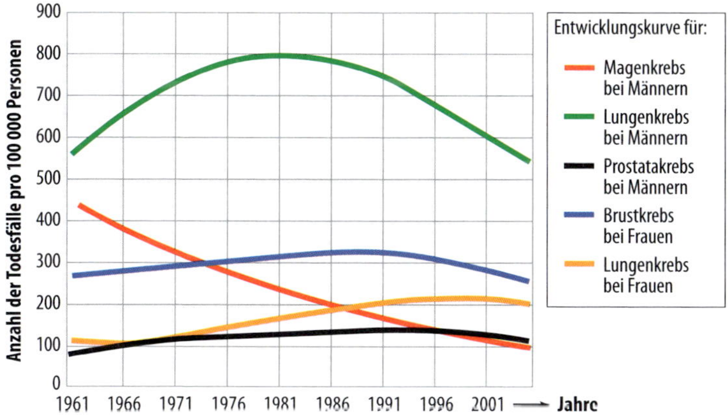

Die Lungenkrebs-Sterblichkeitsrate bei Männern stieg bis 1980 steil an und ist danach im gleichen Maße gesunken. Das erklärt sich durch die unbestreitbare Wirksamkeit der Kampagnen gegen das Rauchen. Die Grafik zeigt auch die geringe Entwicklung bei der Sterblichkeitsrate für Prostatakrebs.

Die Sterblichkeitsrate bei Brustkrebs hat sich mit einem Minus von 11 Prozent ebenfalls nicht großartig verändert. Sie stieg zwischen 1960 und 1980 an und ist anschließend moderat auf ein Niveau gesunken, das in etwa dem von 1960 entspricht. Im Gegensatz dazu ist die Sterblichkeitsrate bei Magenkrebs, wie sich aus der Kurve ersehen lässt, aus bislang nicht bekannten Gründen um 78 Prozent gesunken.

Eine erfolgreiche Entwicklung gab es hingegen bei einer seltenen Form der Leukämie. Es wurde ein Wirkstoff gefunden (das Mittel wird unter dem Namen Glivec vertrieben), der die kranken Zellen abtötet und dazu geführt hat, dass sich die Sterblichkeitsrate innerhalb von zwei Jahren halbiert hat. Ein unbestreitbarer Erfolg.

Man kann sicherlich ohne Ende über die einzelnen Daten diskutieren. Fest steht allerdings, dass Krebs nicht generell heilbar ist, davon sind wir noch weit entfernt. Zwischen 1960 und 2010 betrug allein das Budget des *National Cancer Institute* (das ist das nationale Krebsforschungszentrum der USA) mehr als 100 Milliarden US-Dollar.

Ich möchte noch einmal daran erinnern, dass es sich hier um Daten zur **Sterblichkeit** handelt. Wir haben keinen Zugang zu Daten über das Auftreten, also über die Anzahl der Krebsfälle, die jedes Jahr diagnostiziert werden. Innerhalb der vergangenen 50 Jahre ist die Zahl neuer Krebsfälle explosionsartig in die Höhe gegangen, während sich die Sterblichkeitsrate kaum verändert hat. Hat die Früherkennung also Vorteile?

KAPITEL 3

Falsche Fährten

FRÜHERKENNUNG

Der Früherkennung eine wichtige Bedeutung beizumessen, bedeutet zugleich, das Scheitern der vorhandenen Heilmethoden zuzugeben. Man erfasst heute aus gutem Grund beispielsweise Tuberkulose-Fälle nicht mehr systematisch, weil diese Infektion mittlerweile leicht zu heilen ist.

Es gibt einen weit verbreiteten Mythos, demzufolge jeden Tag Tausende von neuen Krebszellen in unserem Körper entstehen, woraufhin unser Immunsystem wie eine Art Feuerwehr reagiert, die Brandherde löscht und alles wieder in Ordnung bringt. Dieser Mythos hat in etwa den gleichen wissenschaftlichen Wert wie die meisten Diskussionen am Stammtisch, denn es gibt weder Daten noch Erfahrungswerte oder wissenschaftliche Publikationen, die diese Behauptung stützen würden.

Die großflächige Nutzung von Früherkennungstechniken für Brustkrebs (per Mammographie) oder Prostatakrebs (per PSA-Test[2]) hat den Patienten keine offensichtlichen Vorteile

2 Der PSA-Wert (PSA steht für prostataspezifisches Antigen) ist ein Tumormarker für Prostatakrebs und kann im Blut bestimmt werden.

gebracht. Systematische Vorsorgeuntersuchungen sind daher auch zunehmend umstritten. Im Rahmen der Früherkennung werden in der Regel kleine Tumore entdeckt. Diese sind aber selten aggressiv. Sie könnten für Jahrzehnte oder sogar ein Leben lang in einem ruhenden Zustand bleiben.

Groß angelegte wissenschaftliche Studien deuten auf einen äußerst geringfügigen Anstieg an geheilten Patienten hin (auf Kosten des Risikos größerer Nebenwirkungen). Und es herrscht längst keine Einigkeit unter ihnen. Im Jahr 2011 traf die amerikanische Regierung die Entscheidung, die systematische kostenlose Früherkennung von Prostatakrebs zu beenden. In der Schweiz rät das Kompetenzzentrum *Swiss Medical Board* von systematischer Krebsfrüherkennung ab. Auch die Mammographie wird als wenig effizient und riskant infrage gestellt, zumal durch das Problem der Überdiagnostik unnötig aggressive Behandlungen (operative Entfernungen, Chemotherapie, Bestrahlungen) eingesetzt werden. Jeder, der einmal direkt oder indirekt mit Krebs zu tun hatte, weiß, wovon die Rede ist. Die traumatischen Auswirkungen auf körperlicher und psychischer Ebene sind verheerend für die Kranken und häufig auch für ihre Angehörigen. Krebs verursacht erhebliche Kollateralschäden … In Frankreich allerdings scheinen die Institutionen es nicht besonders eilig zu haben, den Sinn einer systematischen Früherkennung infrage zu stellen. Die Regierung geht sogar so weit, einen dritten Aktionsplan gegen Krebs (2014–2019) zu starten, bei dem „die Priorität auf Prävention und Früherkennung liegt, zwei wichtigen Hebeln, um der Krankheit vorzubeugen und ihr Einhalt zu gebieten“. Nach dem heutigen Stand der Dinge sind die Auswirkungen der Früherkennung auf das Überleben kaum überzeugend.

Die Kampagnen zur systematischen Früherkennung hatten bislang eher unerwünschte Auswirkungen. Etliche „Patienten“

sahen sich mit Krebserkrankungen diagnostiziert, die in Wahrheit keine waren. Sie haben zu einer Erhöhung der Anzahl der „Krebsüberlebenden“ beigetragen und somit auch zur Vertuschung des Ausmaßes des Scheiterns. Ich kann es nur immer wieder betonen: Man stirbt heute ebenso häufig an Brust- oder Prostatakrebs wie vor fünfzig Jahren.

CHEMOTHERAPIE

Die Chemotherapie zur Behandlung von Krebs ist ebenfalls nicht neu. Die hierbei verwendeten Substanzen basieren auf Kampfgasen, die aus dem ersten Weltkrieg stammen, und bilden auch heute noch die Grundlage von Krebstherapien. Wissenschaftlern war seinerzeit aufgefallen, dass Soldaten, die einen Giftgasangriff überlebt hatten, eine ungewöhnlich niedrige Menge an Leukozyten und Thrombozyten aufwiesen. Das Gas hatte die Anzahl absinken lassen, weil es sie in hohem Maße zerstörte.

5-Fluorouracil, Cisplatin, Taxol (beziehungsweise sein französischer Cousin Taxotere) oder Doxorubicin existieren schon lange und ihre Generika werden überall vertrieben. Die Logik, die diesen Behandlungen zugrunde liegt, besteht im Töten des Feindes, dieser fünften Kolonne namens Krebs. Es ist überflüssig, auf die wunderbaren Ergebnisse hinzuweisen, die die Chemotherapie bei Krebs im Kindesalter, Lymphdrüsenkrebs oder Morbus Hodgkin erzielt. Diese unbestreitbaren Erfolge haben jedoch leider den entscheidenden Punkt überdeckt, dass nämlich die Chemotherapie zur Behandlung der meisten Krebsarten bei Erwachsenen nur begrenzt wirksam ist.

Auch heute noch sterben mehr als die Hälfte aller Krebskranken mit Tumoren im Gehirn, der Bauchspeicheldrüse, der

Lunge oder der Leber innerhalb von sechs Monaten nach der Diagnose.

Die Chemotherapie ist gefährlich, und das liegt nicht nur an der hohen Giftigkeit der verwendeten Substanzen oder den starken Nebenwirkungen (Haarausfall, Übelkeit, Erbrechen, sinkende Anzahl weißer Blutkörperchen oder Blutplättchen). Die meisten Versuchsreihen zeigen, dass die Tumore sich zwar stabilisieren oder zurückentwickeln, die Lebenserwartung dadurch aber kaum erhöht wird. Der Krebs kommt irgendwann wieder, meist bösartiger und aggressiver als zuvor. Und der Nutzen für den Patienten ist mehr als fraglich. Im besten Fall wird das Leben bei Patienten, die unter Lungen-, Leber- oder Gehirntumoren leiden, durch die Chemotherapie um einige Tage oder Wochen verlängert. Doch zu welchem Preis!

Der lautstark verkündete Fortschritt hat sich nicht wirklich eingestellt.

Es gibt allerdings eine Einschränkung, denn nicht alle Chemotherapien sind gleich. Einige Substanzen sind aggressiver als andere. Und so streben die jüngsten Verbesserungen in der Krebstherapie vor allem eine „Deeskalation“ an. Die Behandlungen sind gezielter und werden stärker medizinisch begleitet, sodass sie auch besser vertragen werden. Das ist ein echter Fortschritt, aber leider keine Revolution.

Tatsächlich weiß man bis heute nicht, warum eine Chemotherapie bei einigen Tumoren wie bei Krebs im Kindesalter wirksam ist und bei Erwachsenen nur wenig Effekte zeigt – oder sogar giftig ist. Im Grunde genommen weiß man nicht einmal genau, wie sie funktioniert.

Im Labor stellt sich das Ganze recht einfach dar. Die Chemotherapie tötet bösartige Zellen. Das ist zumindest zutreffend, wenn diese – wie im Labor in einer Petrischale[3] – isoliert sind. Beim Patienten jedoch sehen die Dinge möglicherweise ein wenig anders aus. Wenn ein Mensch einen Infarkt erleidet, kann ein Mediziner dies noch vor dem Erstellen eines EKG über eine Blutuntersuchung feststellen. Geschädigte und nekrotisierte Herzzellen geben in diesem Fall nämlich spezielle Herzenzyme ins Blut ab. Das Vorhandensein solcher Herzenzyme im Blut deutet auf geschädigte oder abgestorbene Zellen hin und erlaubt so die Diagnose.

Nichts dergleichen geschieht nach einer Chemotherapie. Der Onkologe wartet mehrere Wochen bis zur nächsten klinischen oder radiologischen Untersuchung, um dann über den Erfolg der Behandlung zu informieren. Was genau in der Zwischenzeit im Körper passiert, das weiß keiner.

Will ein Onkologe schon früher ein Ergebnis sehen, wird er einen PET-Scan anordnen (bei dem in eine Vene radioaktiv markierte Glukose injiziert wird, die sich vorzugsweise an Tumorzellen anlagert, sodass diese in der Bildgebung sichtbar werden). War die Behandlung erfolgreich, nimmt das Tumorgewebe weniger oder keine radioaktive Glukose auf. Die im Rahmen der Chemotherapie verwendeten zytotoxischen Moleküle sind wahre Bomben: Sie zielen auf die DNA ab, beeinträchtigen aber gleichzeitig das zelluläre Gleichgewicht, die Mitochondrien (die „Energiezentrale" jeder Zelle) und die Zuckeraufnahme. Im Sinne der Pharmakologie sind es keine „echten" Medikamente.

---

3 Ein Plastik- oder Glasschälchen mit Deckel, in dem Bakterien-, Mikroorganismen- oder Zellkulturen angelegt werden.

Die Chemotherapie wurde entwickelt, um zu töten. Eines ihrer Ziele sind die Mitochondrien. Darauf werde ich später nochmals zurückkommen.

Werden Krebszellen im Labor einer Chemotherapie ausgesetzt, sterben nicht alle ab. Einige scheinen „perplex“ und verharren mehrere Tage, manchmal sogar mehrere Wochen lang in einer Art Starre. Sie wachsen nicht mehr und erholen sich durch „Atmung“. Das hält für einige Zeit an, danach kann der Krebs jedoch wieder die Oberhand gewinnen. Die Tatsache, dass bestimmte Zellen absterben, ist eine wahrscheinliche Erklärung für diese Reaktion. Andere Zellen wiederum werden geschädigt. Sie hören für einige Zeit auf zu wachsen und verändern ihre Funktionsweise, um die Folgeschäden des Angriffs zu reparieren, den die Chemotherapie verursacht. Diese Phase der Erstarrung wurde bislang nur wenig erforscht, obwohl sie eine wichtige Bedeutung zu haben scheint.

HORMONTHERAPIE

Hormone sind eine weitere stützende Säule der Krebsbehandlung. Und sie töten, zumindest im Labor, keine Zellen ab.

Im 19. Jahrhundert entdeckten einige Mediziner, dass man jungen Frauen, die an Brustkrebs erkrankt waren, durch eine Sterilisation ein längeres Überleben ermöglichen konnte. Brustkrebs und auch Prostatakrebs können eine Zeit lang durch Hormone behandelt werden. Beim Brustkrebs sind dies beispielsweise Östrogene, Antiöstrogene, Gestagene, Aromatasehemmer (das Enzym Aromatase unterstützt die Synthese von Sexualhormonen) und sogar Antiandrogene. Die Medizin wählt die Behandlung, die für den Patienten am wenigsten unangenehm ist. Zum Glück behandelt man Frauen nicht mehr mit Androgenen, die ihnen Bärte wachsen ließen. Alle diese Hormone beeinflussen den Zellstoffwechsel, was vermutlich ihre relative Wirksamkeit erklärt.

IMMUNTHERAPIE – ODER DAS VORHERSEHBARE SCHEITERN

Eines sollte man mittlerweile verstanden haben: Krebs ist keine Erkrankung des Immunsystems. Bei einigen seltenen Krankheiten ist die Immunabwehr durch einen genetischen Defekt gestört oder so gut wie nicht vorhanden. Das ist vor allem bei den sogenannten „Bubble Babys“ der Fall (die Bezeichnung rührt daher, dass sie in einer sterilen Blase, einem Schutzzelt, leben müssen), deren Körper sich aufgrund einer fehlenden Immunabwehr nicht gegen Krankheitserreger verteidigen kann. Wenn sie dank einer Schutzatmosphäre und Antibiotika Behandlungen überleben, liegt ihr Risiko, einen Tumor zu entwickeln, kaum höher als der des Durchschnitts.

Das Immunsystem ist ein geistiges Konstrukt, das bereits mehr als 100 Jahre alt ist. Es beschwört auf der einen Seite die bösen Mikroben herauf, die uns bei lebendigem Leib „auffressen“ wollen, und auf der anderen ein Ordnungssystem, das uns verteidigt und schützt. Es ist der Kampf „Gute gegen Böse“. Diese Sichtweise lässt sich nachvollziehen, wenn es um eine bakterielle Infektion geht (beispielsweise ein Abszess), weil das Immunsystem hier den Patienten vor einer Blutvergiftung zu schützen scheint.

Kultiviert man Zellen im Labor, kann man feststellen, dass einige einfach in der Nährlösung schwimmen, während sich

Immunzellen jedoch an der Plastikoberfläche der Petrischale sammeln und versuchen, diese zu „verschlingen“. Unsere sogenannten Immunzellen können nämlich auch irregeleitet werden und sich andere „Fressziele“ suchen, beispielsweise das Gehirn, die Gelenke oder die Leber.

Da die Wissenschaft am Prinzip des Immunsystems festhalten will, hat sie zur Erklärung das Konzept der „Autoimmunerkrankungen“ erfunden. Das Immunsystem attackiert, verdaut und zerstört also Gelenke, weil eine Autoimmunerkrankung vorliegt (z B. eine *Spondylitis ankylosans*, auch Morbus Bechterew genannt, oder Gelenkrheumatismus).

Unsere Immunzellen haben Hunger. Die Bakterien, die uns infizieren, sind für sie nichts anderes als zu verschlingende Beute. Indem sie sie zerstören, um an Nahrung zu gelangen, retten sie uns das Leben.

Was die Mikroben angeht, so sind wir selbst ihre Mahlzeit. Für unsere Lymphozyten oder weißen Blutkörperchen wiederum stellen die Bakterien, die den Organismus angreifen, eine Nahrungsquelle dar. Einigen Bakterien, die agiler sind als andere, gelingt es sich zu verstecken, beispielsweise dem Tuberkelbazillus, dem Auslöser von Tuberkulose. Er verbirgt sich im Inneren unserer Zellen und vermehrt sich langsam, aber beständig, geschützt und tief verborgen in unserem Organismus.

Impfstoffe sind ein Mittel, um die mobilsten unserer Zellen dazu anzuregen, Eindringlinge schneller und effektiver zu vernichten. Oder einfach gesagt: Impfungen lehren unsere Zellen, bestimmte Eindringlinge so schnell wie möglich zu töten. Für die Killerzellen bedeutet das stets ein „Schlachtfest“ – sie machen keine Gefangenen! Dank ihres Festmahls sind wir dann geschützt.

In Bezug auf Krebs gibt es zwei Arten von Impfstoffen. Der erste ist durchaus sinnvoll. Manchmal kann ein Virus Krebs auslösen. Es schleust sich in die Zellmaschinerie ein und verursacht eine Tumorbildung. Der Gebärmutterhals (und in seltenen Fällen auch der After) können durch ein Virus infiziert werden, das über Sperma übertragen wird. Das Virus nistet sich im Genom ein und vergiftet Zellen der Muttermundschleimhaut. Die Entwicklung schreitet fort und es entwickelt sich ein Tumor. Hier wurde beispielsweise ein Impfstoff entwickelt, der die Immunzellen darauf trimmt, dieses Virus zu vernichten, bevor es Krebs verursachen kann. Allerdings kann es auch vorkommen, dass die Immunzellen sich täuschen und vollkommen gesundes Gewebe angreifen.

Ein vorbeugender Impfstoff ist wirksam. Aber er hat in den Ländern der westlichen Welt nur wenig Nutzen, da Gebärmutterhalskrebs hierzulande im Vergleich zu anderen Krebsarten nicht so weit verbreitet ist. Schlimmer noch ist, dass die Pharmaindustrie die unerwünschten Nebenwirkungen verschwiegen hat und gleichzeitig die Mütter mit Werbeaussagen (im Sinne von „Wenn Sie Ihr Kind lieben, lassen Sie es impfen“) dazu anstachelte, ihre Töchter impfen zu lassen.

Offenkundigen Schwindel gibt es jedoch vor allem dort, wo behauptet wird, Krebs mithilfe einer Immuntherapie heilen zu können. Die Hoffnung besteht darin, die weißen Blutkörperchen so zu beeinflussen, dass sie lernen, Krebszellen zu vernichten, normale Zellen aber nicht. Es gibt mittlerweile zugelassene Impfstoffe gegen Krebs. Allein die Behandlung eines einzigen Patienten kostet mehr als 100 000 Euro. Die klinischen

Daten, die ausschließlich von den produzierenden Pharmaunternehmen erhoben werden, zeigen nur minimale Verbesserungen bei der Überlebensdauer. Eines Tages wird sich vermutlich zeigen, dass selbst diese geringfügigen Verbesserungen fiktiv sind.

Nach meiner Auffassung ist Krebs eine Krankheit, die sich wesentlich einfacher und erschwinglicher behandeln lässt.

Der wahre Grund für den Fokus auf das Immunsystem besteht in der Existenz der spontanen Regression.

Einige Krebserkrankungen verschwinden, selbst wenn sie im Körper schon gestreut haben, ohne eine Spur zu hinterlassen. Das kommt zwar selten vor, aber ich selbst war im Laufe meines Berufslebens Zeuge von drei solchen Fällen. Es gibt keinerlei Erklärung für das Phänomen. Früher hätte man hierin die Hand Gottes gesehen. Heutzutage sehen manche die Wirkung des Immunsystems – ohne einen Hauch mehr an Belegen zu haben.

Wahr und unbestritten ist hingegen, dass Krebstumore von Gewebe umgeben sind, das man auch als Stroma bezeichnet. Dieses Stroma besteht aus normalen, krebsfreien Zellen. Inmitten dieses gutartigen Gewebes verzweigen sich bösartige Dendriten, von denen noch die Rede sein wird. Die Forscher gehen von einer Immunreaktion aus, weil das Stroma aus verschiedenen Zellen besteht, unter anderem unterstützenden Zellen (Fibroblasten), Blutgefäßen und Immunzellen. Leider führt das in eine weitere Sackgasse, denn Krebs ist keine Erkrankung des Immunsystems, sondern eine Stoffwechselerkrankung.

Ich kann es nicht oft genug wiederholen: Krebs ist viel einfacher! Der Tumor wächst in einem begrenzten Organ und der Druck, der durch die Zellwucherung entsteht, zieht einen Gegendruck nach sich – eine „Reaktion", wie die Biologen sagen. Der Ball prallt sozusagen vom Boden ab. Der durch den Krebs erzeugte Druck beeinträchtigt die Umgebung und verhärtet sie.

In der Folge kommt es im umliegenden Gewebe zu einer Vermehrung der Bindegewebsfasern, um dem Druck der Krebswucherung standzuhalten. Dadurch entsteht das Stroma, das den Krebs umgibt, ihn jedoch nicht stoppen kann. Der Krebs spuckt alles aus, was er nicht verdauen kann. Diese Abfälle (darunter die Milchsäure, von der auf Seite 69 noch die Rede sein wird) stellen eine hervorragende Nahrung dar, auf die Immunzellen, aber auch Gefäßzellen, ganz versessen sind. Wie streunende Hunde stürzen sich die Stromazellen auf die Abfälle, in denen Nahrung in Hülle und Fülle zu finden ist. Aufgrund des hohen Nahrungsangebots wuchern auch sie.

Die Immunzellen werden aktiv, um den Rest des Festmahls zu vertilgen. Das auf die Schnelle hochgezogene Gefäßnetz des Tumors versucht auszuweichen. Die ihm entströmenden Nahrungsteile erhöhen den Druck auf die umliegenden Zellen, wodurch die Immunzellen die Information erhalten, dass die Umgebung reich an Nahrung ist. Wie beim Pawlowschen Reflex schütten sie nun Proteasen aus – Enzyme, die der Verdauung dienen. So einfach ist das Ganze im Grunde genommen.

Proteasen sind Enzyme, die andere Proteine aufspalten und für deren korrekten Abbau sorgen. Sie kommen ausgesprochen zahlreich im Körper vor. Die Marker (PSA, ACE, CA 15-3,

CA 19-9), die es einem Onkologen ermöglichen, die Krebsentwicklung zu verfolgen, sind nichts anderes als Proteine, die durch die Proteasen aufgespalten wurden. Ich kann mich nur wiederholen: Wie alles im Universum gehorcht auch der Krebs den Gesetzen der Physik. Leider ist Interdisziplinarität im Hochschulwesen keineswegs die Norm, und sie ist es noch weniger in der medizinischen Praxis, wo die Physik mehr oder weniger durch Abwesenheit glänzt. Das ist bedauerlich, denn die Gesetze der Physik können uns helfen, in der Krebsforschung neue Sichtweisen zu gewinnen.

DAS GENETISCHE DOGMA

Der genetische Ansatz in der Krebstherapie ist nicht gänzlich falsch.

Einige Viren verursachen Krebs, indem sie sich in das Genom der Zellen einfügen. AIDS-Patienten sind nicht wesentlich stärker von Krebs betroffen als andere Menschen. Allerdings tritt bei ihnen aufgrund des geschwächten Immunsystems eine bestimmte Form von Hautkrebs häufiger auf, das sogenannte Kaposi-Sarkom (das sich als rötlichbraune Flecken zeigt). Die Hautzellen sind dabei nicht mit dem AIDS-Virus infiziert, sondern vielmehr einem Kollegen aus der Herpes-Familie, der in die Hautzellen eindringt, sich in das Genom integriert und Krebs erzeugt. Das Virus, welches das Kaposi-Sarkom verursacht, ist im Übrigen eng mit jenem verwandt, das Gebärmutterhalskrebs auslöst.

Die Tatsache, dass bestimmte Viren krebserzeugend sein können, ist nicht neu. Wenn man sie gesunden Hühnern injiziert, erkranken diese innerhalb kürzester Zeit an Krebs.

Das Rous-Sarkom-Virus (RSV) ist ein Retrovirus, das durch ebensolche Versuche an Hühnern als tumorauslösendes Onkogen identifiziert wurde. Beschrieben wurde es erstmals im Jahr 1911 durch den amerikanischen Forscher Francis Peyton Rous (1879–1970). Erst 1966, mehr als 50 Jahre nach seiner Entdeckung, sollte er dafür den Nobelpreis für Physiologie oder Medizin erhalten.

Eine weitere belegte Tatsache ist, dass es bei einigen Krebsarten eine erbliche Veranlagung gibt. Drei Prozent aller Brustkrebserkrankungen, zwei Prozent der Gehirntumore und ein Prozent der Prostatakrebsleiden werden auf die nachfolgende Generation übertragen.

Im Vererbungsfall befindet sich im Genom ein anomales Gen, das die Krankheit überträgt. Mithilfe von humangenetischen Untersuchungen kann man Patienten heute gezielt beraten. Das jeweilige Risiko lässt sich vorhersagen oder es kann ein Abbruch mit medizinischer Indikation vorgenommen werden, wenn der Fötus Träger eines erblichen Defekts ist, der nicht mit dem Leben vereinbar ist.

Bei diesen Patienten kann man zudem hoffen, die ursächliche Anomalie zu korrigieren, damit trotz einer vererbten Veranlagung kein Krebs entstehen kann. Daher stammt die Idee, sich auf Anomalien zu konzentrieren, die diese Art von Krebs auslösen.

Doch das lässt sich nicht verallgemeinern.

Der Großteil der Krebserkrankungen hat keine erbliche Komponente. Wir verfügen heute über die Möglichkeit, das Genom von Krebszellen zu analysieren. Es gibt nicht ein einzelnes Gen und auch nicht zwei Gene, deren Expression anomal ist – es sind vielmehr Tausende. Wir werden später noch auf die Gründe für dieses irreparable Chaos zu sprechen kommen.

Die Gentherapie bleibt bisweilen noch eine weit entfernte Hoffnung. Wir stecken in einer Sackgasse. Der philosophische Ansatz unseres Verständnisses der Krankheit bringt uns nicht weiter. Unser Denkschema beruht auf einer deterministischen Sicht der Dinge, vor allem im Bereich der Genetik. Trotz DNA-Sequenzierung, Gentherapie und Epigenetik müssen wir uns der Grenzen des genetischen Determinismus bewusst werden.

PERSONALISIERTE KREBSMEDIZIN – EIN TEILERFOLG

Anstatt dieses Chaos als unüberwindliches Hindernis zu betrachten, sehen viele es als eine Chance. Mithilfe der DNA-Sequenzierung, einem leistungsstarken Informatikwerkzeug, kann bei jedem Patienten eine Signatur der Krankheit bestimmt und eine optimale Behandlung gefunden werden, die genau auf jene Anomalien abzielt, die für den Krebs verantwortlich sind.

Mithilfe von Gentests lässt sich zudem abschätzen, welche Erfolgschancen die Behandlung hat. So gibt es beispielsweise zahlreiche Moleküle, die Wachstumsfaktoren blockieren können. Wachstumsfaktoren sind Proteine, die das Wachstum von Zellen stimulieren, indem sie sich an einen bestimmten Rezeptor an der Zellmembran binden, wodurch im Inneren der Zelle wiederum bestimmte chemische Reaktionen ausgelöst werden. Wenn eine Genomanalyse ihre Beteiligung am Krebsprozess zeigt, kann es von Nutzen sein, sie zu blockieren. Das Problem ist nur, dass es Tausende dieser Faktoren gibt.

Heutzutage stoßen zielgerichtete Behandlungen auf zunehmendes Interesse. Im Grunde genommen ist jede medizinische Behandlung zielgerichtet – es kommt allerdings darauf an, auch das richtige Ziel zu finden. Alle neuen und extrem kostspieligen Therapien verfolgen nur ein Ziel, nämlich Krebszellen abzutöten.

Es stimmt, dass es in diesem Forschungsbereich zahlreiche Patentanmeldungen gibt. Die Perspektive einträglicher und geschützter Märkte führt dazu, dass sich die Pharmaindustrie auf der Suche nach neuen Absatzgebieten und Monopolen förmlich auf dieses Gebiet stürzt.

Die Konzentration auf die Spitzentechnologie hat führenden Krebsforschungszentren und Zentren für Biotechnologie viel Geld eingebracht, aber auch unrealistische Träume genährt. Bis heute sind die Auswirkungen auf das Überleben durch die personalisierte Krebstherapie nicht viel überzeugender als jede andere Maßnahme.

Manchmal kommt jedoch Genosse Zufall ins Spiel und so sind einige personalisierte Formen der Krebstherapie erfolgreich. Krebszellen sind hungrig, genau wie wir auch. Manche Menschen essen viel Reis, andere ziehen Fleisch vor und wieder andere mögen Süßes. Eine Diät, die allein die Reiszufuhr beschränkt, wäre also auch nur für die erste Gruppe hilfreich.

Genauso verhält es sich mit personalisierten Krebstherapien. Sie blockieren bestimmte Stoffwechselwege. Eine biologische Analyse ermöglicht es zu erkennen, ob ein Tumor einen

Wachstumsfaktor aufnehmen und „verdauen“ kann. Ist dies der Fall, kann man versuchen, die Zufuhr dieser „Nahrung“ zu verhindern, und genau das macht die personalisierte Therapie – richtig eingesetzt begrenzt sie das Nahrungsangebot der Tumorzelle (siehe auch Kapitel 9, Seite 97).

Wenn Sie einer Naschkatze die Süßigkeiten wegnehmen, dann wird sie sich schnell eine andere Nahrungsquelle suchen. Personalisierte Krebstherapien können daher funktionieren, aber häufig eben nur für einen begrenzten Zeitraum.

Wenn Sie allerdings zu viel Reis, Fleisch oder Zucker zu sich nehmen, werden Sie zunehmen. Auch wenn das Nahrungsmittel variiert, bleibt das Ergebnis am Ende gleich. In allen Fällen wird die Nahrung durch die Zähne zerkleinert, im Magen mithilfe von Säure zersetzt und dann im Magen-Darm-Trakt verdaut. Das Ergebnis wird entweder eingelagert oder in den Mitochondrien verbrannt. Und genau da setzen wir an.

KAPITEL 4

Eine Reise ins Zellinnere

Ich weiß nicht, ob das Leben an einem Tag entstanden ist. Alles, was wir sicher wissen, ist die Tatsache, dass es seit mehr als 3,5 Millionen Jahren Leben auf der Erde gibt. Und seit dem Anbeginn des Lebens finden wir die gleichen Membranen, die gleichen Nukleinsäuren (DNA und RNA) und die gleichen Aminosäuren. Unser Planet hat intensive Meteoriteneinschläge und gigantische Vulkanausbrüche erlebt, war mehrfach nahezu komplett mit Eis bedeckt oder mit tropischen Wäldern, die vom Nordpol bis zum Südpol reichten. Trotz alledem hat sich das Leben an sich nicht großartig verändert – und zwar zweifellos deswegen, weil es den unabänderlichen Gesetzen der Physik unterliegt.

Zu Beginn des Lebens auf der Erde bestand die Atmosphäre zu nahezu 90 Prozent aus Kohlendioxid. Sauerstoff war also nur wenig vorhanden. In dieser Zeit verfügten die ersten Zellen noch nicht über einen Zellkern. Diese Bakterien, wie man sie gemeinhin nennt, waren sogenannte Prokaryoten, deren Chromosomen mangels eines Zellkerns frei in der Zelle schwammen. Diese Prokaryoten, bei denen es sich vermutlich um Algen handelte, nahmen das reichlich vorhandene

Kohlendioxid auf. Sie synthetisierten zudem komplexere Moleküle (wie Zucker) und konnten so ein wenig Energie erzeugen. Die Algen waren bereits zur Synthese fähig, aber noch nicht in der Lage, den gewonnenen Zucker auch zu verbrennen. Denn, wie wir alle vom Kaminfeuer wissen, benötigt man für einen Verbrennungsvorgang auch immer Sauerstoff.

Vor 2,5 Milliarden Jahren veränderte sich die Atmosphäre, weil die Prokaryoten damit begannen, Sauerstoff in die Luft abzugeben. Ohne eine genaue Erklärung dafür zu haben, scheint es jedoch so zu sein, dass diese ersten Lebewesen auf Sauerstoff verzichten konnten, bis die fortschreitende Evolution es ihnen ermöglichte, eine Photosynthese[4] durchzuführen. Erst dadurch konnten sie das in der Atmosphäre reichlich vorhandene Kohlendioxid binden und Sauerstoff abgeben, der sich folglich in der Atmosphäre ansammelte.

DIE ENERGIEZENTRALE DER ZELLEN

Nach Auffassung der Endosymbiontentheorie wurden von den Zellen kleine Bakterien aufgenommen, die Mitochondrien, die Energie verbrennen und abgeben konnten. In der Biologie bezeichnet man das als Symbiose, in der Wirtschaft als Win-Win-Situation. Die Zelle ernährt das Mitochondrium, das ihr wiederum im Gegenzug einen Teil der Energie zur Verfügung stellt, die es durch die Verbrennung von Glukose gewinnt. Dabei verliert das Mitochondrium zwar seine Unabhängigkeit, erhält aber zum Ausgleich Kost und Logis. Und als Ergebnis dieser Kooperation verzehnfacht sich der Energieertrag!

4 Ein Prozess, der mithilfe von Sonnenlicht die Synthese von organischem Material ermöglicht.

Die Zelle wächst und Chromosomen werden in den Kern aufgenommen. Zellen, die einen Kern und Mitochondrien besitzen, bezeichnet man als Eukaryoten. Und so verrückt es klingen mag, auch wir Menschen sind Eukaryoten und ganz wie unsere „Vorfahren", die ersten Eukaryoten, können unsere Zellen entweder Energie bilden oder Energie verbrennen.

Zellen sind lebende Organe, die sich selbst vermehren können. Wenn wir sie entnehmen und in eine gute Umgebung setzen, werden sie gedeihen, Nahrung aufnehmen und überleben. Zum Überleben setzen Zellen Enzyme (Proteine) ein, die es ihnen ermöglichen, Tausende von chemischen Reaktionen durchzuführen.

Zellen vermehren sich durch Teilung. Damit sich eine Zelle teilen kann, muss sie Nahrung aufnehmen, um zu wachsen – ein für die Erneuerung lebender Organismen grundlegender und notwendiger Prozess.

Und so läuft dieser Vorgang ab: Die Zelle nimmt Glukose (Zucker) auf und beginnt damit, die Glukose im Zellplasma (dem Inhalt der Zelle, der zwischen Zellmembran und Kern liegt) zu verdauen. Das Ergebnis ist das sogenannte Pyruvat, das dann in den Mitochondrien verbrannt wird.

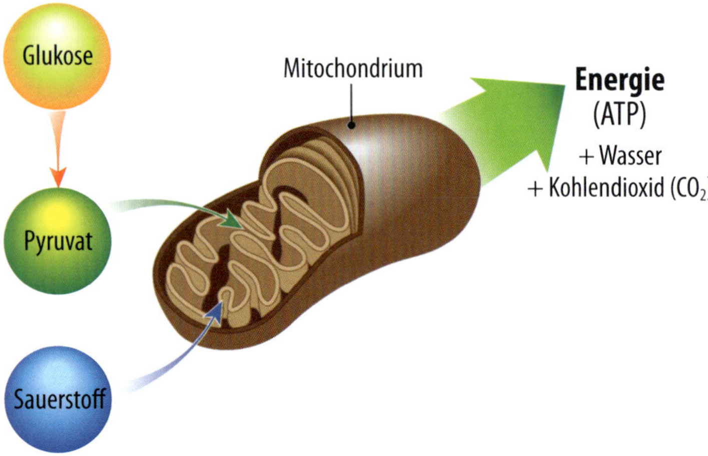

Mitochondrien erzeugen Energie durch Glukoseverbrennung.

Damit dieser Vorgang gelingt, benötigt die Zelle Sauerstoff. Man kann die Mitochondrien (die „Lunge“ der Zellen) auch mit einer Art Kraftwerk vergleichen, das die Energieautonomie der Zelle sicherstellt. Funktioniert alles ordnungsgemäß, werden die Nährstoffe abgebaut (verbrannt) und in Energie umgewandelt. Dieser Kraftstoff, ein als ATP bezeichnetes Molekül, muss ständig aufgefrischt werden, damit ausreichend Energie für die chemischen Umwandlungsreaktionen des Stoffwechsels zur Verfügung steht. Wir reden hier von der Gesamtheit aller chemischen Reaktionen, die im Organismus stattfinden und die es ihm ermöglichen zu atmen, sich zu ernähren, sich zu entwickeln, sich fortzupflanzen – kurzum, sich am Leben zu erhalten. Arbeitet das Mitochondrium ordnungsgemäß, verbrennt die Zelle Nahrung und teilt sich nicht. Ist die Funktionsweise des Mitochondriums gestört, kann in der Zelle keine Verbrennung stattfinden. Es häufen sich Abfälle an, die wiederverwertet werden, um die für eine Zellteilung notwendigen Bausteine zu bilden. In Zellen, deren

Mitochondrien ihre Arbeit eingestellt haben, findet also keine Verbrennung statt. Diese Zellen werden sich teilen.

DIE STEUERUNG DER ZELLDIFFERENZIERUNG

Eine zweite große Revolution spielte sich vor rund 543 Millionen Jahren ab. Die Zellen, die bislang isoliert waren, gruppierten sich, um Tiere und Pflanzen zu bilden. Sie schützten sich auf diese Weise vor dem Sauerstoff, dessen Konzentration in der Luft stetig angestiegen war (Sauerstoff stellt in hoher Konzentration bekanntlich ein Gift dar). Bei komplexen Organismen wie dem Menschen können sich auch vollkommen gesunde Zellen teilen. So kann der Organismus wachsen, sich reparieren oder Verluste ersetzen. Zellen, die in der Lage sind, sich selbstständig zu erneuern und zu wachsen, bezeichnet man auch als **Stammzellen**. In Stammzellen schwanken die Aktivität der Mitochondrien, der pH-Wert (ein Messwert für die chemische Aktivität) und die Aktivität der Gene, woran sich der Zellkreislauf erklären lässt.

Im Gegensatz zu den Stammzellen können Zellen, die auf eine bestimmte Aufgabe spezialisiert sind, sich nicht teilen. Tatsächlich ist die Mehrheit unserer Zellen nicht in der Lage, sich zu teilen, und beschränkt sich stattdessen auf eine Funktion. Daher nennt man sie auch **differenzierte Zellen**. Neuronen zum Beispiel transportieren Informationen. Brustzellen geben Muttermilch ab, Leberzellen Galle. In diesen Zellen findet nur Verbrennung statt, keine Teilung.

Die Zellteilung ist ein planmäßig ablaufender Prozess, dessen Abfolge sich seit Anbeginn der Zeiten nicht verändert hat. Im

Verlauf der sogenannten Mitose (oder Zellteilung) wächst die Zelle, bevor sie die in der RNA verschlüsselten Proteine synthetisiert. Anschließend reproduziert sie ihre DNA, die danach doppelt vorhanden ist. Es folgt eine längere Phase, in der die Zelle weiter anwächst, allerdings langsamer, bevor sie sich dann teilt.

Im ersten Teil des Zellzyklus findet die Synthese von DNA[5], Proteinen und RNA[6] statt. Die Mitochondrien haben Pause. Der zweite Teil des Zyklus verläuft ruhiger. Die Synthese nimmt ab, die Zelle atmet, die Mitochondrien sind aktiv, geben Kohlendioxid ab und erzeugen Energie. Diese Energie dient zum Aufladen des Kondensators, also des „Speichers", den die Zelle darstellt.

Zwei Drittel der in der Zelle produzierten Energie dienen der Erzeugung von Gradienten[7]. Natrium verlässt die Zelle, Kalium wird von ihr aufgenommen. Dadurch ist die Natriumkonzentration außerhalb der Zelle nahezu zehn Mal so hoch wie in ihrem Inneren. Beim Kalium ist es genau umgekehrt. Diese Transporte kosten die Zelle zwei Drittel ihrer Energie, die in das Aufladen der Batterien des zellulären Kondensators fließen, oder die Natrium-Kalium-Pumpe, wie sie auch bezeichnet wird.

5 Die RNA (Ribonukleinsäure) ist als Zwischenprodukt dafür verantwortlich, Informationen zwischen DNA und Proteinen zu vermitteln.

6 Die DNA (Desoxyribonukleinsäure) enthält die gesamte genetische Information (das Erbgut), welche die Entwicklung und Funktion lebender Organismen ermöglicht.

7 Hier verstehen wir unter Gradienten oder Konzentrationsgefälle die von einem Maximalwert ausgehende progressive Variation der Konzentration eines Stoffs in der Zelle.

DIE STEUERUNG DER ZELLTEILUNG

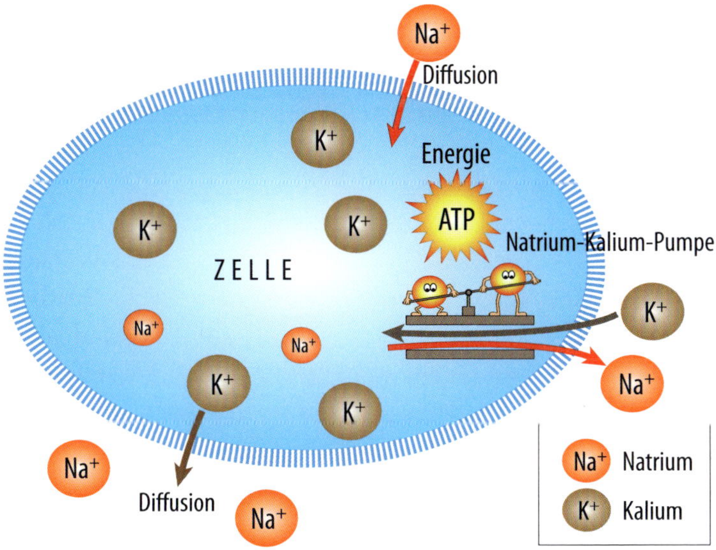

Der Hauptteil der von den Mitochondrien produzierten Energie wird von der Natrium-Kalium-Pumpe verbraucht.

Es gibt verschiedene Arten von Kondensatoren. Das klassische Modell, das aus einer Anode und einer Kathode besteht, lernt man meist in der Schule kennen. Bei unserer Zelle handelt es sich um einen kugelförmigen Kondensator. Die Ladungen befinden sich in der Membran. Sie stammen aus den oben erwähnten Gradienten und können die Membran nicht verlassen, die durch das viskose Zytoplasma elektrisch isoliert ist. Die elektrische Potenzialdifferenz zwischen den beiden Seiten der Membran hat die gleiche Größenordnung wie bei einem Hochspannungskabel – die Außenseite ist negativ geladen, die Innenseite positiv. Das Ganze ist stabil, solange es keine Anode (negative Ladung) gibt. Durch das Verdichten der Chromosomen bei der Zellteilung entsteht eine solche Anode. Vor der

Teilung arbeitet das Mitochondrium mit voller Leistung und der Kondensator lädt sich auf. Zu diesem Zeitpunkt ist die Potenzialdifferenz zwischen den beiden Seiten der Zellmembran am höchsten. Alles wird immer instabiler, die Zelle schwingt. Die bereits unter Spannung stehende Membran dehnt sich aus und Ionen, die bislang im Inneren festgehalten wurden oder aber sich nur außerhalb der Membran bewegen konnten, können nun frei zirkulieren.

Die Zellteilung ist im Grunde nichts anderes als ein gigantischer Kurzschluss. Die lange in der Membran festgehaltenen Ladungen gelangen zu den ebenfalls aufgeladenen Chromosomen, die sich nun beginnen abzustoßen. Dadurch platzt die Stammzelle und wird zu zwei Tochterzellen. Das nennt man dann Mitose. Was hier ungeheuer komplex erscheinen mag, ist in Wahrheit nichts anderes als ein Kondensator, der sich entlädt. Wieder einmal begeben wir uns in das Reich der Physik: Es reicht aus, zu erkennen, dass die Zellmaschinerie von einer Reihe gekoppelter Oszillatoren organisiert wird, um das Funktionieren der Zellen zu begreifen.

Das ist das Wunder des Lebens. Die Zelle explodiert nicht, sondern sie teilt sich dank eines Tanzes von Elektrik und Mechanik in zwei Teile.

Bei den differenzierten Zellen spielen die Mitochondrien ihre Rolle als Kraftwerke und laufen auf vollen Touren. Die Mitochondrien stoßen Wasser und Kohlendioxid aus, die gemeinsam Kohlensäure bilden. Das Milieu im Inneren der Zelle ist mit einem pH-Wert unterhalb von 7,2 sauer genug, sodass die DNA-Doppelhelix sich weder entfalten und noch duplizieren kann. Die Mitochondrien sind ständig mit Verbrennung beschäftigt, die Zelle behält ihren Säuregehalt und die DNA ruht.

Dieser Zustand ist das Gegenteil von Krebs. Eines dürfte also mittlerweile deutlich geworden sein: Der große Unterschied zwischen einer Krebszelle und einer gesunden Zelle hängt vom guten oder schlechten Funktionieren der Mitochondrien ab.

Die Schlüsselrolle, die die Mitochondrien spielen, wird auch an Folgendem deutlich: Es gibt mehrere Versuche, die zeigen, dass das Einbringen von Mitochondrien in wuchernde Zellen dazu führt, dass diese die Synthetisierung beenden und stattdessen mit der Atmung beginnen. Sie nehmen die Verbrennung wieder auf. Die Zellteilung stoppt. Auch darauf komme ich im Folgenden nochmals zurück.

KAPITEL 5

Krebs und seine Ursachen

Krebs ist nicht nur eine der am häufigsten diskutierten und am weitesten verbreiteten Krankheiten, es gibt ihn auch schon sehr lange. Man hat an Dinosaurierknochen, die rund 100 Millionen Jahre alt sind, Spuren von Tumoren gefunden. Und Menschen starben bereits zur Zeit der Pharaonen daran.

Heute tötet der Krebs immer noch unterschiedslos Mensch und Tier. Unsere Hunde und Katzen, denen es nicht an Futter mangelt und die an unserer Seite mit allem modernen Komfort leben, fallen ihm ebenso zum Opfer wie Wildtiere, ob als Löwen in der Savanne oder Elefanten im Zoo. Tatsache ist, dass Krebs keine Krankheit der Neuzeit ist und niemand seine Ursachen genau erklären kann.

Eine Krankheit, die ebenso häufig beim Menschen wie bei Tieren auftritt, ist zwangsläufig eine einfache Krankheit. Es ist unsere Unfähigkeit, sie zu heilen, die sie kompliziert erscheinen lässt.

DER ALTERUNGSPROZESS ALS HAUPTURSACHE

Krebs ist eine Krankheit des Alterns, ebenso wie Alzheimer oder Parkinson. Zwei Drittel aller Krebserkrankungen werden bei Menschen diagnostiziert, die den 70. Geburtstag bereits hinter sich haben.

Der Alterungsprozess wiederum ist wie der Krebs ein einfaches Phänomen. Trotz aller Tricks der Schönheitsindustrie (von Anti-Aging-Feuchtigkeitscremes über Botoxspritzen bis hin zu Kollageninjektionen) braucht es keine Feinanalyse der Molekularbiologie, und hier insbesondere der Telomere (der kleinen Endkappen unserer Chromosomen, die sich mit dem Alter immer mehr verkürzen), um das Alter einer Person zu bestimmen.

Unser Stützgewebe besteht aus Kollagen, auf dem unsere mit Wasser gefüllten Zellen ruhen. Die Kollagenfasern sind untereinander vernetzt und erzeugen so die Elastizität, die wir von Babyhaut kennen. Altern bedeutet zunehmende Verhärtung, Verfaserung und Sprödigkeit. Aber was ist der Grund für diese zunehmende Fibrose, die man als Alterung bezeichnet?

Mit zunehmendem Alter sammeln sich Zuckerabfallstoffe im Kollagen an und verursachen Verklebungen zwischen den Fasern, was eine wachsende Starre erzeugt. Die miteinander verbundenen Fasern verlieren an Elastizität und brechen bei der geringsten Belastung, ähnlich wie es bei Materialermüdung (beispielsweise bei Stahl) der Fall sein kann.

Bildlich gesprochen bedeutet Altern also, Stück für Stück zu zerbrechen. Genau wie die Fasern der Haut brechen auch die

Kollagenfasern, es erinnert ein wenig an ein zu stark belastetes Gummiband. Dadurch kommt es zu Arterienerweiterungen, Bänderrissen, Hernien (wie Leistenbrüchen) und anderen vergleichbaren Leiden, die in der Regel altersbedingt sind.

Mit jedem Herzschlag breitet sich vom Herzen ausgehend eine Schockwelle in Richtung der Organe aus. Das Herz schlägt, aber Gehirn, Niere und Leber tun dies auch. Und jeder Neurochirurg oder Radiologe weiß, dass die Bewegung des Gehirns der Systole des Herzens folgt: ein kleiner Schlag, etwa sechzig Mal pro Minute. Auf die Dauer gesehen kommt da einiges zusammen!

Wie ein Fahrzeug, das mit jeder Erschütterung altert, zahlen wir zunehmend den Preis der vom Herzen ausgehenden Erschütterungen. Und genauso wie man ein Auto vor dem Altern schützen kann, indem man nicht zu viele Kilometer damit fährt und es geschützt in der Garage parkt, haben wir gelernt, unsere Alterung zu verlangsamen. Es gibt zahlreiche Publikationen über den Nutzen einer Kalorienrestriktion. Entschleunigt zu leben und gleichzeitig weniger zu essen und zu arbeiten, das sind die wichtigsten Schlüssel zu einem langen Leben.

Es ist einleuchtend, dass alle, die hart körperlich arbeiten, im Allgemeinen früher sterben. Sie entwickeln häufiger Krebs, Alzheimer oder Parkinson, also typische Alterserkrankungen. In diesem Sinne ist übermäßige körperliche Arbeit also krebserregend.

Wenn Gewebe zunehmend fibrös wird, hat dies auch noch andere Folgen: Es wird nicht ausreichend mit Sauerstoff versorgt. Altern bedeutet, starr und spröde zu werden. Und es bedeutet auch, dass die Körperzellen langsam ersticken. Bei den

Olympischen Spielen finden sich nur wenige Athleten, die älter als 30 Jahre sind.

Der Sauerstoff verteilt sich immer schlechter und kommt schließlich nicht mehr bei den Mitochondrien an. Die Zelle kann nicht mehr ausreichend Energie produzieren. Die Energieversorgung bricht zusammen.

Das Ganze ähnelt einem Dampfkessel oder einer Müllverbrennungsanlage, die nicht mehr richtig funktioniert und das Material nicht komplett verbrennen kann. Die Überreste gelangen dann in ein System, das diese nicht abzubauen weiß.

Beim Menschen laufen die Dinge ähnlich ab. Unser Körper ist eine komplexe und gut geölte Maschine. Wenn diese nicht mehr rund läuft, weil sie abgenutzt oder fehlerhaft ist, erhalten die Mitochondrien nicht genügend Sauerstoff. Sie können die halb verbrannten Energieabfälle nicht mehr loswerden, die sich in der Folge im Organismus ansammeln. Die Chemiker sprechen hier von sogenannten freien Radikalen.

Die Alterung entspricht also einem geringeren Energieertrag durch einen zunehmenden Sauerstoffmangel. Bricht die Energieproduktion zusammen, sind Krebs und/oder Alzheimer das Ergebnis.

Einige Zellen sterben ab, weil durch den Energiemangel die Natrium-Kalium-Pumpe ausfällt (siehe Abbildung auf Seite 51). So entstehen neurodegenerative Krankheiten wie Alzheimer und Parkinson, wodurch das Gehirn buchstäblich auf dem Trockenen sitzt. Krebs hingegen entsteht, wenn Zellen versuchen, den Mangel an Energie dadurch zu beheben, dass sie dem Zucker Tür und Tor öffnen.

KARZINOGENE ODER VORZEITIGE ALTERUNG

Krebs tritt nur selten im gesunden Gewebe junger Erwachsener auf. Er bildet sich meist in Organen, die eine vorherige Schädigung aufweisen, in der Regel durch eine chronische Entzündung (Bronchitis beim Raucher, Leberzirrhose beim Alkoholiker oder auch durch wiederholte Asbestbelastung). Diese fortlaufenden Angriffe lassen den Organismus vorzeitig altern. Und wir wissen ja bereits, dass Alterung die Entwicklung von Tumoren und Krebs begünstigt.

Karzinogene verkürzen das Leben, aber die von ihnen ausgelösten Krankheiten sind nicht neu. Die chronische Bronchitis tritt vorzeitig ein, in der Regel um das 50. Lebensjahr, wenn jemand starker Raucher ist. Asbest löst auch bei jungen Menschen, die beruflich bedingt mit diesem Material in Kontakt kommen, Krebs des Rippen- und Brustfells aus. Diesen Krebs gab es auch zuvor schon, aber er betraf nur ältere Menschen. Die Liste der krebserzeugenden Produkte ist endlos lang, wie der Einblick in entsprechende Publikationen von Gesundheitsbehörden zeigt. Und all diese Giftstoffe, denen Mensch oder Tier ausgesetzt sind, sind entzündlich.

Dennoch bleibt **das bedeutendste Karzinogen das Alter** und der entscheidendste Faktor das Geschlecht (siehe Grafik auf Seite 26). In einer Gesellschaft, die sich weigert, alt zu werden, und die Geschlechterungleichheit beenden möchte, werden diese (überprüfbaren) Tatsachen häufig geleugnet: Krebs ist eindeutig eine Krankheit alter Männer; die Frauen wurden lange Zeit verschont. Es geht mir nicht darum, die Schädlichkeit von Tabak, Alkohol, Radioaktivität oder Asbest kleinzureden oder jene anderer Stoffe, die sich auf den offiziellen Listen befinden. Ich möchte einfach nur die Fakten betrachten und sie in einen Kontext setzen.

Wie bereits erläutert, führen alle Karzinogene zu Entzündungen im Gewebe, das in der Folge gegen diese Entzündungen angeht und dadurch fibrös wird. Unter dem Einfluss der Kollagenfasern, die das Organ umgeben, und der vorzeitigen Alterung „entwischt" dann eine Zelle aus dem Epithelgewebe (das aus flächenartigen Zellverbänden besteht) und es entsteht Krebs. Die Alterung ist – genau wie der Krebs – leicht zu verstehen, denn beide Vorgänge unterliegen wie alles auf dieser Welt einfachen physikalischen Regeln.

Nehmen wir als letztes Beispiel das Rauchen, das, wie wir alle wissen, schädlich ist. Rauchen verursacht eine Entzündung der Lunge – die chronische Bronchitis, deren charakteristischen Klang jeder kennt. Beim Verbrennen von Tabak wird Kohlendioxid freigesetzt, das die Mitochondrien schädigt. Die Mitochondrien stellen die Arbeit ein, die Energiezufuhr bricht zusammen und der Krebs wuchert.

Rauchen bedeutet, schneller zu altern, und Raucher sterben vorzeitig an Herzinfarkt, Gefäßerkrankungen, Alzheimer und natürlich an Krebs. Ein weiteres Indiz für die zentrale Rolle, die die Mitochondrien spielen.

SEHR SELTEN: KREBS BEI KINDERN

Wie bereits erwähnt, ist Krebs eine Krankheit des Alterns, und die Alterung kann durch krebserregende Stoffe beschleunigt werden.

Das ist auch bei Alzheimer der Fall. Natürlich gibt es spezielle Formen von Alzheimer, die sich vor dem Alter von 60 Jahren zeigen, doch dabei handelt es sich meist um seltene und häufig erbliche Formen der Krankheit. Man spricht heute von einer „genetischen Mutation", früher nannte man es eine familiäre Alzheimer-Erkrankung …

Auch bei Kindern und Jugendlichen kann Krebs auftreten. Zum Glück handelt es sich um seltene Fälle, die uns jedoch so bewegen, dass sie weiter verbreitet zu sein scheinen als es tatsächlich der Fall ist. Krebs in jungen Jahren hat in der Regel einen genetischen Ursprung. Es handelt sich um Anomalien, die in Verbindung gebracht werden mit fehlgebildeten und häufig scheinbar frühzeitig gealterten Organen. So weiß man beispielsweise, dass Kinder mit Trisomie 21 ein erhöhtes Leukämierisiko haben. Junge Frauen, die an Brustkrebs erkranken, haben im Allgemeinen Brustdrüsen, die fibröser und daher auch verhärteter sind.

Es gibt auch seltene Anomalien der Gallengänge, die den Fluss der Galle von der Leber zum Verdauungstrakt behindern; dann kommt es zu Stauungen. Wird das Hindernis nicht beseitigt, erkrankt das Kind zunächst an einer Zirrhose, später an Leberkrebs. Erfolgt hingegen frühzeitig genug ein chirurgischer Eingriff, kann das Hindernis beseitigt werden und es kommt weder zu einer Zirrhose noch zu Krebs.

DIE BESTE PRÄVENTIONSMASSNAHME: ENTSCHLEUNIGUNG

Ich bezweifle stark, dass Sie dieses Buch gekauft haben, um immer wieder die gleichen Warnungen vor Alkohol und Tabak zu lesen. Ich werde Ihnen auch nichts von Frauen erzählen, die eine Prädisposition für Brustkrebs haben. Es gibt solche – zum Glück seltenen – Fälle, bei denen das Risiko bei nahezu 100 Prozent liegt. Sollte man in diesen Fällen abwarten oder Brüste und Eierstöcke entfernen lassen[8], wie es die Schauspielerin Angelina Jolie getan hat, die medienwirksam gleich den gesamten Planeten über diesen radikalen Schritt informierte? Radikal ist hier kein zu starkes Wort, denn selbst nach einem Wiederaufbau der Brüste mithilfe von Silikon- oder anderen Implantaten bleibt das Gewebe gefühllos, da alle Nervenfasern durchtrennt wurden.

Es existieren Tausende von „Rezepten" zur Senkung des Krebsrisikos. Einige Maßnahmen, die der „Prävention" dienen sollen, wurden in großem Maßstab getestet. Die Liste dieser Abfolge von Fehlschlägen ist lang. Zwar stellt man manchmal eine Abnahme der Krebsgefahr fest, wie beispielsweise beim Prostatakrebs, aber gleichzeitig steigt die Zahl der Lungenkrebsfälle an. Seien wir also ehrlich und nennen das Kind beim Namen: All das funktioniert nicht so wirklich.

Man weiß allerdings, was tatsächlich helfen würde: eine Verlangsamung des Alterungsprozesses. Klingt nach Science-Fiction? Keineswegs! Wenn man die Alterung verlangsamen

---

8 Eine von 500 Frauen weist aufgrund einer Erbgutveränderung der Gene BRCA1 oder BRCA2 eine genetische Veranlagung für Brust- und oder Eierstockkrebs auf.

will, reicht es aus, den Stoffwechsel zu verlangsamen. Natürlich wird man den Alterungsprozess niemals total aufhalten können, und außer den Transhumanisten glauben wohl nur wenige an die ewige Jugend (oder wünschen sich diese). Wenn wir es innerhalb eines Jahrhunderts geschafft haben, die Lebenserwartung in manchen Ländern um zwanzig Jahre zu erhöhen, dann hängt das nicht allein mit den Fortschritten in der Medizin zusammen. Wir arbeiten körperlich weniger hart als unsere Vorfahren. Wir können unsere Wohnung im Winter beheizen und in kuscheligen Betten schlafen. Kurz gesagt, wir sparen Ressourcen – und im Vergleich zu unseren Vorfahren leben wir tatsächlich entschleunigt!

Verschiedene Erfahrungen, in der Regel älteren Datums, zeigen, dass eine Reduzierung der Kalorienzufuhr (und zwar speziell des Zuckerkonsums) die Lebensdauer von Tieren verlängert. Das gilt für Mäuse, Ratten, Affen und auch für Menschen. Gegen Ende des Zweiten Weltkriegs kam es in den Niederlanden unter den deutschen Besatzern zu einer schweren Hungersnot. Die Anzahl der Krebsfälle unter den Überlebenden dieser Katastrophe war lange Zeit gering. Auch Menschen, die unter Magersucht leiden, haben, sofern sie ihre Krankheit überwinden, ein geringeres Krebsrisiko. Es gibt übrigens nach heutigem Wissensstand nur einen Völkerstamm, der vollkommen von Krebs verschont ist. Es handelt sich um Kleinwüchsige, die in Ecuador leben. Dank einer seltenen Genmutation reagieren sie ungewöhnlich sensibel auf Insulin und leiden weder unter Diabetes noch unter Krebs oder Alzheimer. Ein schwergewichtiges Argument zugunsten der Stoffwechseltheorie!

KAPITEL 6

Die einzig sinnvolle Erklärung für Krebs: Der Warburg-Effekt

Anstatt Sie tiefgreifend in alle Eigenschaften einer Zelle einzuweihen, werde ich mich darauf konzentrieren, Ihnen die Faktoren aufzuzeigen, die bei Krebs immer vorhanden sind. Später werden wir sehen, wie eine einzige Anomalie, nämlich die Senkung der Energieeffizienz der zellulären Maschinerie, diese zentralen Punkte der Krebsentstehung erklären kann.

Unabhängig davon, ob es sich um Lungen- oder Leberkrebs oder um einen Hirntumor handelt und ob der Kranke reich oder arm, jung oder alt oder aber krebserregenden Substanzen ausgesetzt war – in allen Fällen finden wir die folgenden Elemente.

DIE VIER HAUPTMERKMALE VON KREBS

Zunächst einmal **hat Krebs eine bestimmte Form**, die Mediziner häufig als „sternförmig" bezeichnen. Physiker sprechen eher von einem „fraktalen" Gebilde (als homothetische Struktur, die unabhängig vom Maßstab immer gleich bleibt, ist der

Stern eine fraktale Form par excellence). Ein gutartiger Tumor ist rund. Er wächst in homogener Form vom Zentrum aus zum Rand und dringt nicht in umliegendes Gewebe ein. Der Chirurg kann ihn isolieren, indem er seinen Finger zwischen den Tumor und das ihn umgebende gesunde Gewebe schiebt. Bei einem bösartigen Tumor, also Krebs, sieht die Sache jedoch anders aus. Krebszellen bewegen sich in die anfälligsten Bereiche des umliegenden Gewebes hinein, meiden die Knochen und breiten sich im Weichteilgewebe aus. Genau diese Dendriten, oder Ausläufer, untersuchen Radiologen und Histopathologen, um zu überprüfen, ob es sich um Krebs handelt. Und es sind die dunklen Infiltrationen, die Dermatologen untersuchen, um maligne Melanome, also Hautkrebs, zu identifizieren.

Eine weitere Tatsache ist, dass **Krebs hart ist**. Wenn ein Arzt eine Untersuchung vornimmt, um die Art einer Gewebeveränderung zu klären, wird er zunächst die Konsistenz beurteilen. Drüsengewebe fühlt sich weich an, Krebs hingegen fest, und zwar so sehr, dass man im Jargon der Medizinstudenten von „steinhart“ spricht.

Die nächste Konstante ist, dass **Krebszellen basisch sind** (also alkalisch). Wenn eine (zum Beispiel im Rahmen einer Biopsie) entnommene Gewebeprobe zur Untersuchung ins Labor kommt, wird sie präpariert und eingefärbt und anschließend unter dem Mikroskop untersucht. Die seit dem 19. Jahrhundert eingesetzten Farbstoffe erlauben es dem Mediziner, basische Bereiche zu erkennen (Krebszellen werden aufgrund ihrer basischen Natur durch saure Pigmente markiert). Krebs ist seiner Natur nach basisch – eine ebenfalls häufig ignorierte Konstante! Das Milieu, in dem die Zelle ruht, ist im Gegensatz dazu sauer, da Krebszellen Milchsäure abgeben. Ich werde darauf später noch im Detail zu sprechen kommen.

Das letzte der vier Merkmale ist schließlich, dass **Krebs sich von Zucker ernährt**. Aus diesem Grund injizieren Onkologen, wenn sie die Bösartigkeit eines Tumors bestätigen oder die Wirksamkeit einer Krebsbehandlung überprüfen wollen, eine schwach radioaktiv markierte Zuckerverbindung. Dabei wird an den Zucker ein radioaktives Fluor-Atom angehängt, das mithilfe eines Teilchenbeschleunigers gewonnen wird. Da Zucker und Fluor sich nicht trennen können, kann der Arzt leicht den Weg verfolgen, den der Zucker im Organismus nimmt. Der auf diese Weise mit Fluor 18 markierte Zucker wird schnell von den Krebszellen aufgenommen, die darauf besonders versessen sind. Im Vergleich zu gesundem Gewebe nimmt Krebsgewebe zehn Mal so viel Glukose auf. Und das ist einer der Schlüssel zum Ganzen. Auch hierauf werde ich später noch zurückkommen.

Auch auf die Gefahr hin, mich zu wiederholen, möchte ich noch einmal betonen, dass diese vier Charakteristika sozusagen die vier Himmelsrichtungen des Krebs-Kompasses darstellen. Sie sind bei allen Tumoren vorhanden, unabhängig davon, wo im Körper sich Krebs ausbreitet oder wodurch er verursacht wurde. Und je aggressiver oder „bösartiger" der Krebs ist, umso fraktaler ist seine Form. Auch das gehört zu den Parametern der histopathologischen Graduierung, anhand derer die Art und das Fortschreiten eines Tumors beurteilt wird.

Um es kurz zusammenzufassen: Je härter und alkalischer ein Gewebe ist und je stärker es Zucker aufnimmt, desto aggressiver ist der Krebs.

DER WARBURG-EFFEKT: DIE WAHRE URSACHE VON KREBS

Louis Pasteur (1822–1895), der große französische Wissenschaftler, verwendete für seine Studien zur Gärung Bierhefe. Um die Anzahl der Mikroorganismen zu erhöhen und die Gärung zu beschleunigen, verfolgte Pasteur eine Idee: Er reduzierte den Sauerstoffgehalt, wodurch die Hefezellen verstärkt Zucker aufnahmen und sich vermehrten.

Da die Zellen den Zucker nicht in Energie umsetzen konnten, wuchsen sie an, begannen zu gären und teilten sich ohne Unterlass. Daher kommt auch die Pasteursche Definition der Gärung als „Leben ohne Luft".

Otto Warburg (1883–1970) war Biochemiker und Mediziner und erhielt im Jahr 1931 den Nobelpreis für Physiologie oder Medizin für die Entdeckung der Natur und Funktion des Atmungsferments. Er hatte Pasteur gelesen.

Unser Nobelpreisträger war der Überzeugung, dass Gärung die Ursache für Krebs sein musste. Das, was Otto Warburg damals entdeckte und was heute als Warburg-Effekt bezeichnet wird, ist die Tatsache, dass Krebszellen gären. Genau wie Hefezellen, denen man den Sauerstoff entzieht, nehmen sie Zucker auf und vermehren sich. Der Unterschied besteht darin, dass Hefezellen – im Gegensatz zu Krebszellen – bei Vorhandensein von Sauerstoff aufhören sich zu vermehren, während die Krebszellen dies jedoch weiterhin tun. Krebszellen nehmen Zucker auf, den sie nicht verbrennen können, und scheiden Milchsäure aus.

Für Otto Warburg stellte Krebs eine Stoffwechselkrankheit dar. Im Gegensatz zu Diabetes, wenn die Zelle den Zucker aufgrund von Insulinmangel nicht aufnehmen kann, stecken Krebszellen voller Zucker. Krebs ist eine Störung des Zellstoffwechsels, genauer gesagt der Verarbeitung von Zucker.

Bereits zu Beginn der 1920er-Jahre haben deutsche Wissenschaftler nachgewiesen, dass Tumorzellen enorme Mengen an Zucker aufnehmen, den sie aber nicht verbrennen können. Aus diesem Grund scheiden sie Milchsäure aus, ein Zwischenprodukt des Stoffwechsels. Das gleiche Phänomen können wir bei einem beanspruchten Muskel feststellen – er nimmt Glukose auf, doch wenn er nicht über genügend Sauerstoff verfügt, um sie zu verbrennen, gibt er Milchsäure ins Blut ab, von der einige Wissenschaftler vermuten, dass sie die Ursache für Krämpfe sein könnte.

Im Gegensatz zum Muskel führt Sauerstoffzufuhr bei Krebszellen nicht zu einer Senkung der Milchsäureausscheidung. Diese Erkenntnisse sind keineswegs neu, sie stammen aus den 1920er-Jahren. Otto Warburg hatte bereits erkannt, dass der Mechanismus blockiert war und die Mitochondrien nicht ordnungsgemäß funktionierten.

Laut Warburg kann Krebs verschiedene Ursachen haben, wobei jedoch am Ende immer alles darauf hinausläuft, *dass die Mitochondrien geschädigt sind. Krebszellen können keinen Zucker verbrennen und scheiden selbst bei ausreichender Sauerstoffzufuhr Milchsäure aus.* Krebs ist also im Grunde recht simpel und Otto Warburg hat dies bereits vor rund einem Jahrhundert erkannt!

Kehren wir nun zurück zu unseren vier Konstanten, die sich bei jedem Krebs zeigen. Wir haben gesehen, dass die Verbrennung in der Zelle nicht funktioniert. Die Zelle zieht lediglich ein wenig Energie daraus, dass sie aus Glukose Pyruvat gewinnt. Die weitere Verstoffwechselung entfällt und es kommt zur Bildung von Milchsäure – ein Vorgang, den Warburg bereits unter dem Namen „anaerobe Glykolyse“[9] beschrieb. Anstatt aus einem Glukosemolekül 32 Moleküle des Energielieferanten ATP zu gewinnen, entstehen in der Synthese nur zwei Moleküle. Dadurch sinkt der Energieertrag dramatisch (siehe Grafik auf der folgenden Seite).

Mitochondrien verbrennen Glukose und produzieren Energie, Wasser und Kohlendioxid. Kohlendioxid ist kein reaktionsträges Inertgas – in Kombination mit Wasser entsteht daraus Kohlensäure. Und wie Klimaexperten nachgewiesen haben, führen hohe Kohlendioxidmengen zu einer Versauerung der Meere.

Durch das geschädigte Mitochondrium entsteht aber keine Übersäuerung der Krebszelle. Sie erscheint vielmehr dem Mediziner, der das Gewebe untersucht und einfärbt, basisch. Unter dem Mikroskop wird ersichtlich, dass Krebszellen alkalischer sind, größere Zellkerne aufweisen und Chromosomen haben, die stärker ausgebreitet und weniger dicht zusammengedrängt sind. Das in der Membranwand sitzende Membranpotenzial ist geringer, weil es der Zelle an Energie fehlt, um das Potenzial aufrechtzuerhalten. Krebszellen sind zudem größer, weil das Wasser sich ausdehnt und den gesamten Raum einnimmt.

9 Unter Glykolyse versteht man die Umwandlung von Zucker in Energie. Anaerob bedeutet, dass der Vorgang unter Ausschluss von Sauerstoff stattfindet.

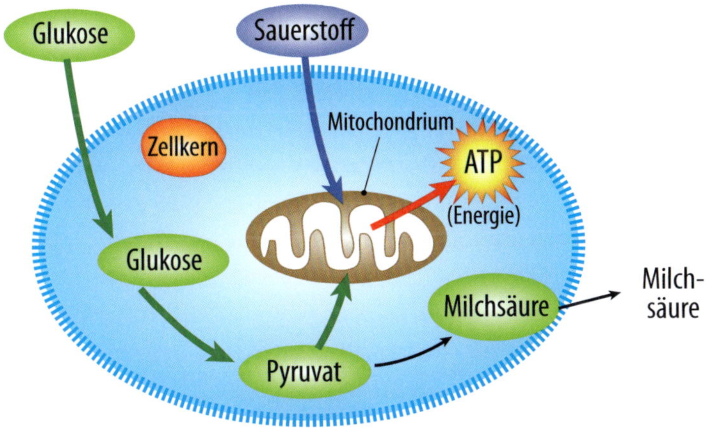

Gesunde Zelle: Das Mitochondrium arbeitet ordnungsgemäß und wandelt Glukose in Energie um.

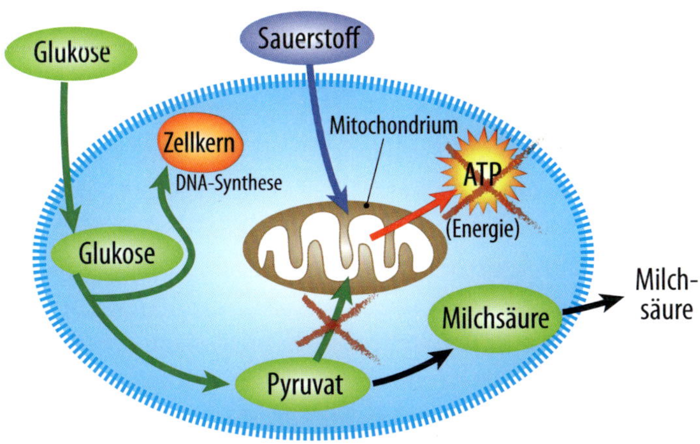

Krebszelle: Das Mitochondrium arbeitet nicht ordnungsgemäß. Die Zelle kann keine Energie aus Glukose gewinnen. Die Glukose wird für die DNA- und Proteinsynthese verwendet und es wird vermehrt Milchsäure ausgeschieden. Das ist der Warburg-Effekt.

Um zu überleben, bleibt der Krebszelle nichts anderes übrig, als die Poren weit zu öffnen und Zucker aufzunehmen. Nichts anderes beobachtet der Onkologe beim PET-Scan, wenn er seinem Patienten „markierte" Glukose injiziert. Wie die Zelle Zucker synthetisiert, um ein wenig Energie zu gewinnen und zu überleben, habe ich bereits beschrieben. Wir wissen auch, dass die Zelle ihn nicht verbrennen kann, was den Druck im begrenzten Raum des Organs erhöht. Unter diesem Druck wird der Krebs hart. Der solchermaßen komprimierten Tumorzelle bleibt nichts anderes übrig, als aus dem Epithel, in dem sie entstanden ist, auszubrechen. Wie ein in die Ecke gedrängtes Tier hat sie kein anderes Ziel als die Flucht.

Das Epithel kann man mit einem Kopfsteinpflaster vergleichen, dass man noch manchmal in alten Städten findet – nur dass unter den Pflastersteinen weder Sand noch Strand liegen, sondern die Organe (Bronchien, Blase, Verdauungstrakt usw.). Der Krebs organisiert sich wie jene, die im Mai 1968 Barrikaden gebaut haben: Die Pflastersteine werden übereinander gestapelt, bevor sie dann in das sie umgebende Gewebe vordringen und die fraktalen oder sternförmigen Gebilde entstehen, über die wir bereits gesprochen haben. Der Krebs breitet sich dann weiter aus, in Form von Metastasen, die sich schließlich in entfernten Geweben ansiedeln wie Leber, Gehirn oder Knochen.

Im Klartext: Krebs entsteht durch ineffizient arbeitende Mitochondrien. Die Zelle kann nicht verbrennen und wächst daher. Das Mitochondrium produziert weniger ATP und Kohlendioxid. Genau das ist Krebs – nichts anderes.

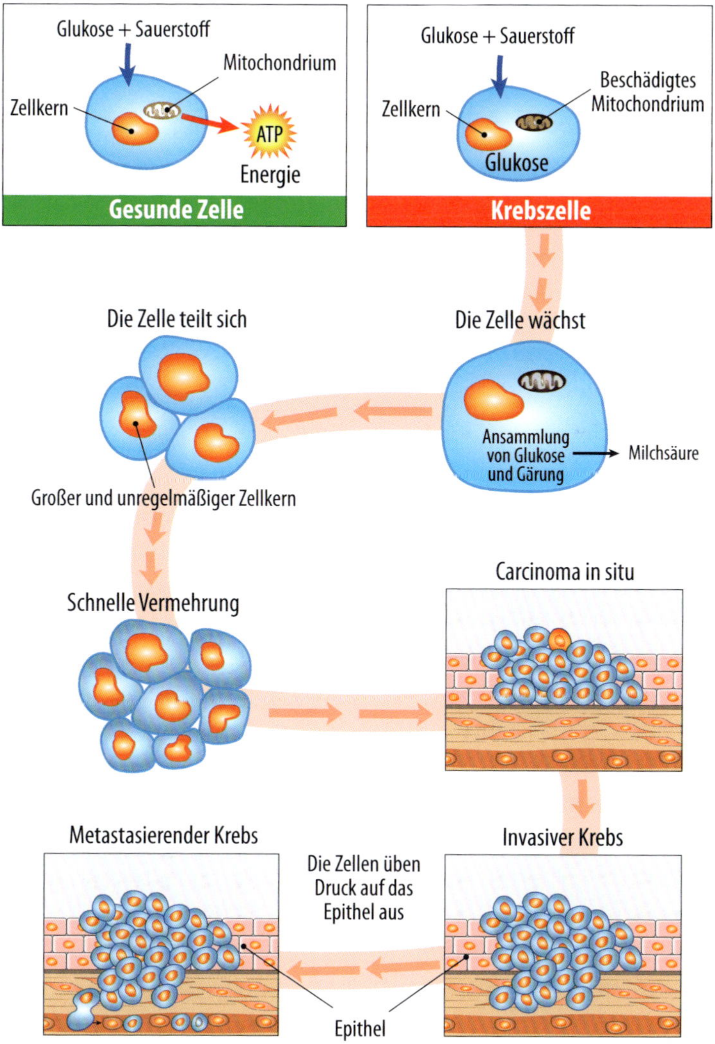

Mechanismus der Krebsentwicklung

Sicherlich ist Ihnen bereits aufgefallen, dass in meinen Erklärungen oft von Physik die Rede war, speziell von Druck und Elektromagnetismus. Hängen diese beiden Kräfte zusammen?

Ist Krebs nichts anderes als eine Folge des Druckanstiegs, der bei Entzündungen vorliegt?

Und könnte das Wiederherstellen eines normalen Verhältnisses zwischen den beiden Kräften die wahre Lösung sein?

Um das herauszufinden, müssen wir einen kleinen Umweg über die Physik machen.

KAPITEL 7

Die Stoffwechseltherapie

Es gibt Experimente, von denen ich meinen Studierenden gerne berichte. Sie fanden bereits vor längerer Zeit statt und wurden entweder vergessen oder in ihrer Bedeutung nicht erkannt. So erinnere ich mich beispielsweise an mehrere Publikationen, die auf ein Experiment Bezug nahmen, bei dem es um die Transplantation eines bösartigen Zellkerns in eine gesunde Zelle ging. Die so erzeugte Zelle war am Ende komplett gutartig. Umgekehrt funktionierte es genauso: Beim Einsetzen eines gesunden Zellkerns in eine Krebszelle bleibt die Zelle bösartig. Es scheint also, als spielten der Zellkern und folglich auch die Gene keine Schlüsselrolle bei dem Geschehen, das noch vor Kurzem als eine Art Genkrankheit angesehen wurde.

NEUSTART DER MITOCHONDRIEN

Andere Forscher gingen, wie bereits zuvor angedeutet, noch einen Schritt weiter und fügten in Krebszellen Mitochondrien aus gesunden Zellen ein. Daraufhin wies die Zelle keine Krebscharakteristiken mehr auf! Sie begann wieder zu atmen und hörte auf, sich pausenlos zu teilen. Ein Jahrhundert nach den wegweisenden Arbeiten von Warburg und seinem Team wurde erneut der Nachweis erbracht, dass Krebs eine Erkrankung der Mitochondrien ist und nicht des Genoms.

Wie wir bereits gesehen haben, ist eine gesunde Zelle darauf ausgelegt, entweder zu synthetisieren oder zu verbrennen. Sie verbrennt Zuckerderivate, um sie in Energie zu verwandeln, oder aber um zu wachsen und sich zu teilen. Im ersten Fall sind die Mitochondrien aktiv, im zweiten nicht. Sind die Mitochondrien geschädigt oder erhalten sie nicht ausreichend Nahrung, kann die Zelle nicht verbrennen. Um zu überleben, nutzt sie nun einen weniger effizienten Weg der Energieproduktion: die sogenannte Synthese. Wenn sie Synthese betreibt, wächst sie und teilt sich. Nichts anderes ist Krebs. Die Mitochondrien sitzen auf dem Trockenen, da sie vom Zytoplasma getrennt sind. Man könnte sagen, dass Krebs also im Grunde genommen ein „Zuleitungsproblem" ist.

Will man den Krebs am Wuchern hindern, muss man nur die Mitochondrien reaktivieren, sofern dies noch möglich ist. Leider können wir keine Mitochondrien in die Tumore unserer Patienten injizieren. Also gilt es nach anderen Möglichkeiten zu suchen, um ihnen zu helfen. Hier bieten sich insbesondere kostengünstige Medikamente an, die bereits in das europäische Arzneibuch aufgenommen wurden und kein größeres Gesundheitsrisiko darstellen. Ich werde darauf noch ausführlich eingehen.

Bei Krebs funktionieren die Mitochondrien also nicht ordnungsgemäß, weil das Pyruvat (ein Zuckerderivat) nicht zu ihnen gelangen kann. Es gibt ein Enzym (Enzyme sind Proteine mit katalytischen Eigenschaften, die Reaktionen auslösen können) mit dem Namen Pyruvatdehydrogenase (PDH), das dem Pyruvat den Weg zum Mitochondrium freimacht. Ist das PDH blockiert, können die Mitochondrien kein Pyruvat verbrennen. Es kommt zu einer anormalen Ansammlung und Stagnation von Pyruvat, das schließlich über einen anderen Weg als Milchsäure ausgeschieden wird (siehe Abbildung auf Seite 71). Genau das ist der Warburg-Effekt. Zusätzlich öffnet sich ein weiterer Stoffwechselweg (der sogenannte Pentosephosphatweg), der die Synthese von all jenem befeuert, was Wachstum bedeutet (DNA, Proteine …). Die Abschaltung der Mitochondrien aufgrund der inaktiven PDH verursacht also das Tumorwachstum.

PDH ist kein einfaches Enzym, sondern vielmehr ein Multienzymkomplex, oder, anders gesagt, ein Albtraum für jeden Biochemiker. Einer der Cofaktoren[10] dieses Komplexes ist ein Medikament, das häufig in Nordeuropa verschrieben wird, die Liponsäure. Das Zuführen von Liponsäure stimuliert die Pyruvatdehydrogenase, sodass das Pyruvat von den Mitochondrien, die zuvor einfach nur „abgeschaltet" waren, wieder verarbeitet wird. Es gibt Dutzende von Veröffentlichungen, die die Antitumorwirkung dieses Medikaments beschreiben.

Wenn die Mitochondrien ihre Arbeit wieder aufnehmen, starten sie die Verbrennung und produzieren Energie. Das Tumorwachstum verlangsamt sich. Doch im Fall von Krebs hat das Mitochondrium quasi ein „Leck" und gibt Citrat (eine so bezeichnete Säure, weil sie in großen Mengen in Zitrusfrüchten vorkommt, speziell in Zitronen) in das umliegende Zytoplasma ab. Um das Leck zu stopfen, muss ein weiteres

10 Ein Cofaktor ist ein Molekül, das ein Enzym funktionieren lässt. Ohne den Cofaktor ist das Enzym inaktiv.

Schlüsselenzym geblockt werden, die Citrat-Lyase, und das geschieht durch Hydroxycitrat.

Wer sich nicht von den Fachbegriffen irritieren lässt, dem mag das Ganze wie ein sehr simpler Prozess vorkommen. Dennoch hat es mehr als zehn Jahre gedauert, um dies auszuarbeiten, und weitere Jahre des Experimentierens waren erforderlich – ganz zu schweigen von den 15 000 Mäusen, die diesen Versuchen zum Opfer fielen. Leider kommt die medizinische Forschung noch nicht ohne Tierversuche aus, aber die Forscher versuchen, mit möglichst wenigen Exemplaren zu arbeiten. Es handelt sich vorwiegend um Nagetiere, die vier Fünftel der für diese Forschungen verwendeten Versuchstiere darstellen.

Auswirkung der Kombination von Liponsäure und Hydroxycitrat auf die Lebenserwartung von Mäusen mit Blasenkrebs

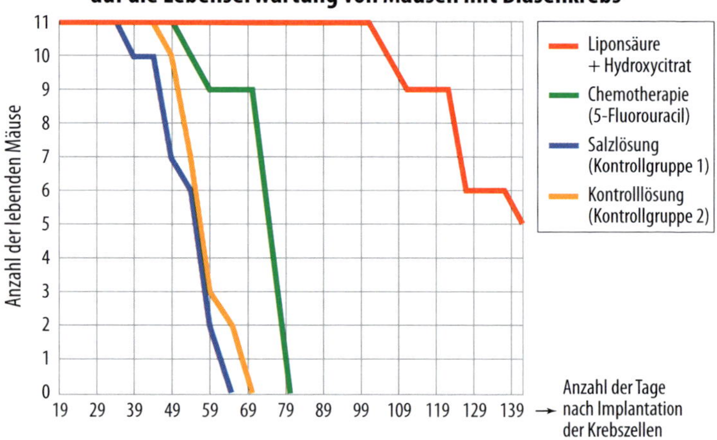

Die Kombination aus Liponsäure und Hydroxycitrat hat die Entwicklung des Tumors verlangsamt und im Vergleich zur Chemotherapie eine Verdopplung der Lebensdauer der Mäuse ermöglicht.

Das Injizieren von Tumorzellen in die Flanke von Mäusen führt innerhalb von wenigen Tagen zu einem tastbaren Tumor und die Maus verstirbt binnen weniger Wochen. Eine Behandlung mit Liponsäure oder Hydroxycitrat als Einzelgabe hat nur eine geringe Wirkung. Kombiniert man jedoch beide Wirkstoffe, dann erweisen sie sich als äußerst effektiv bei der Verlangsamung des Wachstums von Krebstumoren aller Art (Blase, Darm, Lunge, Haut usw.). Es gab also eine weitere Konstante und die Ergebnisse wurden später von mehreren Forschern bestätigt.

THERAPIEVERSUCHE

Genau wie jeder andere Staatsbürger auch ist ein Arzt verpflichtet, sich an die Gesetze zu halten, was in diesem Fall bedeutet, dass Therapieversuche nur im gesetzlich erlaubten Rahmen durchgeführt werden dürfen. Andererseits verpflichtet ein anderes – nicht weniger wichtiges Gesetz – jeden dazu, Menschen in Not zu helfen.

Wenn ein Arzt weiß, dass sein Patient austherapiert ist, andererseits aber glaubt, eine Behandlung zu kennen, die dessen Leben unter guten Bedingungen verlängern könnte, dann möchte er das Unmögliche versuchen. Dieser Konflikt ist sozusagen das täglich Brot der Onkologen, bei denen sich über die Hälfte aller Verschreibungen außerhalb des strikten Rahmens der Marktzulassung bewegen.

Nach dem Erscheinen meines vorhergehenden Buches *Cancer, guérir tous les malades?*[11] meldeten sich viele als unheilbar

---

11 *Cancer, guérir tous les malades?* ist erschienen bei Éditions Hugo & Compagnie, 2013.

diagnostizierte Krebskranke bei mir, um mich, wenn schon nicht um das Unmögliche, so doch um ein wenig Hoffnung zu bitten. Der Patient ist – genau wie ein Soldat – zumeist bereit, im Kampf zu sterben, aber er möchte nicht, dass er sein Leben in unnützen und von vorneherein zum Scheitern verurteilten Schlachten lassen muss.

Ich persönlich habe beschlossen, den Rubikon zu überschreiten und mich auf solch eine riskante Handlung einzulassen, wenn auch nicht ohne Ängste und schlaflose Nächte.

Ich konnte mich einfach nicht damit abfinden, dass unheilbar Kranke von einer machtlosen akademischen Medizin mehr oder weniger kommentarlos nach Hause geschickt wurden, um dort fernab von den Krankenhäusern zu sterben. Ich habe auch keine Vorauswahl getroffen, sondern meine Patienten nur auf die Risiken aufmerksam gemacht, die eine experimentelle und neuartige Behandlungsmethode mit sich bringt. Ich habe ihre Verpflichtung in keiner Form von Vertrag festgelegt. Es war sowohl den Patienten als auch mir klar, dass wir ein Risiko eingingen, aber als verantwortungsvolle Erwachsene haben wir eine Entscheidung getroffen und waren bereit, mit den Konsequenzen zu leben.

Zu keinem Zeitpunkt habe ich geglaubt, ich würde das Leben meiner Patienten gefährden, indem ich ihnen eine Kombination aus Liponsäure und Hydroxycitrat verschrieb. Rechtlich gesehen ist Liponsäure sowohl ein Medikament, das in intravenöser Form existiert, als auch ein zur oralen Einnahme erhältliches Nahrungsergänzungsmittel. Hydroxycitrat ist ebenfalls als Nahrungsergänzungsmittel bekannt. Separat wurden diese beiden Mittel bereits Hunderttausenden von Menschen verschrieben.

Die Liponsäure kennt man bereits seit mehr als fünfzig Jahren und ihre Wirksamkeit bei der Behandlung von Komplikationen bei Diabetes ist anhand zahlreicher klinischer Studien belegt. Sie ist in oraler Form problemlos als Nahrungsergänzungsmittel erhältlich, wohingegen die intravenöse Form in Frankreich nicht zu bekommen ist. (In Deutschland sind Fertiginfusionen erhältlich; Anm. d. Übers.) Da sie keinem Patentschutz unterliegt, will kein französischer Hersteller die Registrierungskosten für die Produktion übernehmen, wenn er sich damit kein „rechtliches Monopol" sichern kann.

Im Gegensatz zur gängigen Meinung hilft Hydroxycitrat nicht beim Abnehmen, obwohl es meist als Appetitzügler verkauft wird. Ich empfehle meinen Patienten die Mengen, die zur Behandlung anderer Krankheiten verschrieben werden. Dies beruht weniger auf einem wissenschaftlichen Hintergrund, sondern erfolgt aus Vorsichtsgründen. Italienische Kollegen haben es ebenso gemacht und zugleich die Unbedenklichkeit bestätigt. Sie haben damit erstaunliche Ergebnisse erzielt, die auch veröffentlicht wurden.

UNBEDENKLICHE UND PREISGÜNSTIGE WIRKSTOFFE

Bei der Stoffwechseltherapie für Krebskranke (eine Zusammenfassung finden Sie auf Seite 131) sieht die Dosierung wie folgt aus:

- Liponsäure: 800 mg, jeweils morgens und abends oral eingenommen
- Hydroxycitrat: 500 mg in Tablettenform, jeweils morgens, mittags und abends

Man findet Liponsäure und Hydroxycitrat in Parapharmazien* oder im Internet. Hydroxycitrat ist ein Extrakt aus einer Tropenfrucht, der *Garcinia Cambogia* oder Malabar-Tamarinde, die einem Kürbis ähnelt und reich an Hydroxycitrat ist. Vor vierzig Jahren hatte der Schweizer Pharmariese Hoffmann-La Roche sie schon einmal zur Behandlung von Fettleibigkeit vorgeschlagen. Da sie sich für diesen Zweck jedoch nicht als wirksam erwies, wurde der kommerzielle Vertrieb eingestellt.

Im Handel ist kein reines Hydroxycitrat erhältlich, weshalb die Patienten gezwungen waren, ein Nahrungsergänzungsmittel mit einem möglichst hohen Anteil an Hydroxycitrat (60 %) zu nehmen. Bei den restlichen 40 Prozent handelte es sich um Salz und Hilfsstoffe.

Diese Behandlung hat keine schweren oder toxischen Nebenwirkungen. Nach bisherigen Erfahrungen kam es bei einer Patientin mit mehreren Metastasen im Gehirn zu einem epileptischen Anfall. Zwei andere Patienten nahmen zunächst leicht ab (weniger als 5 Prozent ihres Gesamtgewichts), konnten jedoch schnell wieder ihr altes Gewicht erreichen. Schlimmeres gibt es zum Glück nicht zu berichten!

Zu Beginn versuchte ich, die unheilbar an Krebs erkrankten Patienten allein mit der Stoffwechseltherapie zu behandeln. Dadurch verlangsamte sich zwar der Krankheitsverlauf, aber die Patienten erlitten leider Rückfälle. Also habe ich unter Mithilfe von Norbert Avetyan, einem anderen Pariser Onkologen,

* Parapharmazien sind Geschäfte in Frankreich, die keine verschreibungspflichtigen Arzneimittel verkaufen, sondern ein Randsortiment führen, z.B. Nahrungsergänzungsmittel, Tee oder Kosmetik, aber von einem Apotheker geführt werden.

den Stoffwechselansatz mit niedrig dosierter Chemo- oder Strahlentherapie kombiniert.

Im Gegensatz zum herkömmlichen Verlauf konnte das Leben dieser Krebspatienten dank der zusätzlichen Gabe niedrig dosierter oraler Zytostatika unter akzeptablen Bedingungen verlängert werden. Auch wenn es sich vielleicht nicht um ein Allheilmittel handelt, so lassen sich doch enorme Fortschritte erzielen.

Die Arbeit war kein langer ruhiger Fluss. Die Kranken kamen zum Teil mit einem hohen Maß an Hoffnung und ließen mich aus erster Hand an ihren Erfahrungen teilhaben. So lernte ich beispielsweise einen Arzt in den Sechzigern kennen, der in der Nähe von Bar-le-Duc im Departement Meuse ansässig war und an metastasierendem Krebs in Leber und Knochen erkrankt war. Wie bei nahezu zehn Prozent aller Fälle ließ sich der ursprüngliche Tumor, der gestreut hatte, nicht mehr auffinden. Obwohl der Allgemeinzustand des Mannes nicht schlecht war, vertrug er die Chemotherapie nicht mehr, der er sich nahezu zwei Jahre lang unterzogen hatte. Eine Zeitlang zeigte die Stoffwechseltherapie Wirkung. Da er sich sehr für Ernährung interessierte, berichtete er mir von der ketogenen Ernährung (auf die ich ab Seite 89 zu sprechen kommen werde). Durch die Kombination aus solch einer zuckerarmen Ernährung und der Stoffwechseltherapie gelang es ihm, den Krebs zu begrenzen, bis die Metastasen in der Leber und den Knochen wieder zu wuchern begannen. Das Hinzufügen einer leichten Chemotherapie (Xeloda) führte zu einer erneuten Regression der Krankheit. Der Patient gewann so drei Jahre Lebenszeit.

Wie Sie sehen, ist es schwierig, aus einigen wenigen Fällen heraus Rückschlüsse zu ziehen. Hier können allein klinische

Versuche, die nach international anerkannten Vorgaben durchgeführt werden, unbestreitbare Zahlen liefern.

Was ich zum jetzigen Zeitpunkt sicher weiß, ist Folgendes:

- Es scheint so zu sein, dass ein echter Behandlungserfolg durch die Stoffwechseltherapie bei Hirntumoren erzielt werden kann, und zwar vor allem bei der bösartigsten Form, dem **Glioblastom**. Die Lebenserwartung beträgt hier meist nur wenige Monate. Die Patienten, denen ich die Stoffwechseltherapie in Kombination mit der klassischen Behandlung angeraten habe – weil sie über einen guten Allgemeinzustand verfügten und die Stoffwechseltherapie daher problemlos durchführen konnten – überlebten im Schnitt drei Jahre lang, erlitten aber Rückfälle. Das ist zwar ein Fortschritt, aber dennoch keine komplette Heilung. Bei Patienten mit Metastasen im Gehirn zeigten sich ebenfalls Besserungen. Ich weiß nicht, warum der Erfolg bei diesen Patienten am größten ist.
- Wenn die Stoffwechseltherapie zusammen mit zielgerichteten Therapien eingesetzt wird, etwa *Tarceva* oder *Iressa*, lassen sich auch Verbesserungen bei Patienten mit **Lungenkrebs** feststellen.
- Bei anderen Tumoren kann eine Kombination aus Stoffwechseltherapie, ketogener Ernährung und niedrig dosierter oraler Zytostatika die Behandlung mit einer Hochdosis-Chemotherapie ersetzen.

Ich möchte noch einmal betonen, dass es sich hier um einen neuen Ansatz bei Krebs handelt. Es ist an der Zeit, diese ermutigenden Ergebnisse anhand von klinischen Versuchen zu bestätigen oder zu widerlegen.

Die Arzneistoffe, die wir entwickeln, sind weder toxisch, noch teuer. Wir sprechen hier von etwa 150 Euro pro Patient, wohingegen neue Antikrebsmittel (vor allem jene Wirkstoffe, die alle auf MAB enden, was für Monoklonale Antikörper steht) etwa 150 000 Euro pro Jahr verschlingen!

Es ist ein Leichtes, unser sehr empirisches Vorgehen zu kritisieren. Ich habe mein Möglichstes getan, um meine Kollegen und höchste Stellen davon zu überzeugen, diese Versuche durchzuführen. Die Medikamente sind verfügbar, preisgünstig und nicht schädlich. Dennoch ist es mir bislang nicht gelungen, das Interesse der gesamten wissenschaftlichen Welt zu wecken. Ich schrieb mein Scheitern meinem atypischen Profil zu und habe Kollegen vorgeschickt, um die Sache voranzubringen. Aber auch ihnen war nicht mehr Erfolg beschieden als mir.

Man kann uns sicher einen Mangel an Genauigkeit, fehlende Blutuntersuchungen und anderes vorwerfen, aber eine Tatsache ist unbestreitbar: Die Patienten gibt es wirklich und sie können ihr Überleben bezeugen. Ich bedaure zudem, dass die Betroffenen sich in heikle Situationen begeben müssen, zum Teil am Rande der Legalität, um sich Medikamente zu besorgen, von denen sie wissen, dass sie ihr Leben verlängern können. Als ob ihre Krebserkrankung nicht Grund genug wäre, ihnen diese zu verschreiben!

Der Wissenschaftler in mir hätte außerdem nur zu gerne herausgefunden, warum manche Krebsarten nicht auf die Behandlung reagieren.

Die Liponsäure ist nur einer der Cofaktoren der Pyruvatdehydrogenase. Sie schaltet das benötigte Enzym ein, was jedoch voraussetzt, dass dieses noch existiert! Es kommt jedoch vor, dass das Enzym selbst bei Vorhandensein des Cofaktors nicht mehr funktioniert. Es kann verschwunden, mutiert oder inaktiviert sein. Die Mitochondrien, die ich gerne reaktivieren möchte, können ebenfalls verschwunden oder nicht funktionstüchtig sein. Das sind die wichtigen Fragen, auf die wir Antworten finden müssen.

Ich werde mich nicht über die Feinheiten der Pyruvatdehydrogenase oder der Citrat-Lyase auslassen. Das sind sicherlich wichtige Themen, aber mein Ziel besteht vor allem darin, wissenschaftlich exakt, aber dennoch so einfach wie möglich verständlich zu machen, was Krebs ist und wie man ihn behandeln kann.

Liponsäure und Hydroxycitrat sind Moleküle mit einer geringen Halbwertszeit. Es gibt vermutlich bessere Produkte, und Forschern gelingt es in der Regel, sie zu finden oder künstlich herzustellen. So gibt es beispielsweise mit Devimistat (CPI-613) ein Analogpräparat der Liponsäure, das vom US-Unternehmen *Rafael Pharmaceuticals* entwickelt wurde. Allerdings handelt es sich hierbei um ein Medikament, das sicherlich weniger preisgünstig zu bekommen sein wird, und leider ist es auch wahrscheinlich, dass viele Patienten sterben werden, bevor es bei ihnen eingesetzt werden kann.

EIN FORSCHUNGSBEREICH, DER BOOMT

Im Jahr 2004 verfasste ich mein erstes Fachbuch zum Thema Krebs (*Cancer: Between glycolysis and physical constraints*, Springer Heidelberg). Ich habe es nicht gewagt, im Titel von Stoffwechsel zu sprechen, einer damals noch zu abstrusen Idee. Dennoch habe ich Krebs als eine Folge der Inaktivierung von Mitochondrien beschrieben. Seinerzeit war bereits in 15 000 von Wissenschaftlern verfassten Artikeln in Fachzeitschriften vom Tumorstoffwechsel die Rede. Im Jahr 2019 lag die Zahl schon bei 500 000. Mittlerweile wird die Schlüsselrolle des Stoffwechsels bei Krebs nicht mehr in Frage gestellt. Es gilt als sicher, dass alle Karzinogene – ob nun Tabak, chemische Stoffe oder Viren – Krebs auslösen, indem sie den Stoffwechsel der Zellen stören. Klar ist auch, dass das Ziel der Onkogene, also der krebsauslösenden Gene, die Stoffwechselwege sind. Allein im Jahr 2019 gab es Dutzende Kongresse, die den Tumorstoffwechsel zum Thema hatten. Die Teams, die bei diesem Thema führend sind, sind die von Vikas Sukhatme (Harvard Medical School, Boston), Thomas Seyfried (Boston College), Peter Pedersen (John Hopkins University School of Medicine, Baltimore), Sybille Mazureck (Universität Gießen, Deutschland) und Jacques Pouyssegur (CNRS) sowie Guido Kroemer (Institut Gustave Roussy) in Frankreich.

Es geht mir hier nicht darum, alle Institute zu nennen, die sich mit diesem Ansatz beschäftigen, sondern eine ansteigende Welle zu nutzen, bevor sie möglicherweise irgendwann im Sand verläuft. Diese Forscher sind keine Mitochondrien-Fans. Bei vielen handelt es sich um

Molekularbiologen, die sich nur im Rahmen der Analyse krebsauslösender Gene mit den Feinheiten der Mitochondrien beschäftigen.
Parallel zu diesen noch grundlegenden Forschungen befassen sich auch Kliniker mit dem Tumorstoffwechsel. Einige neue Wirkstoffe zielen direkt auf den Stoffwechsel ab (wie das Medikament *Afinitor* mit dem Wirkstoff Everolimus) oder sind Proteinkinaseinhibitoren wie das bekannte *Glivec*. Einige versuchen die Mitochondrien wieder „einzuschalten", indem sie ein Schlüsselenzym einsetzen, beispielsweise die Liponsäure. Und wieder andere beginnen sich über Antikrebs-Diäten für den Tumorstoffwechsel zu interessieren, wobei ich vor allem die Arbeiten von Thomas Seyfried aus Boston interessant finde.

KAPITEL 8

Die ketogene Ernährung

Wir haben bereits gesehen, dass eine medikamentöse Behandlung die Mitochondrien wieder in Gang setzen kann. Patienten machten mich zusätzlich auf die ketogene Ernährung aufmerksam, die keineswegs neu ist. Schon Hippokrates (460–370 v. Chr.) erwähnte sie als Mittel gegen Epilepsieanfälle. In diesem Bereich findet sie auch heute noch Anwendung, und es gibt spezielle Ernährungsberater im Bereich der Kinderneurologie. Durch Einhalten einiger einfacher Ernährungsempfehlungen gehen die epileptischen Anfälle bei Kindern und Jugendlichen zurück und können sogar ganz nachlassen. Diese Kinder entwickeln sich normal. Auch erwachsenen Epileptikern wird diese Diät empfohlen, die weder gefährlich, noch besonders schwierig einzuhalten ist. Eine ketogene Ernährung kann sich bei Fettleibigkeit, Diabetes, Bluthochdruck, Migräne, leichten kognitiven Beeinträchtigungen, Alzheimer und Parkinson sowie ALS (Amyotrophe Lateralsklerose) als hilfreich erweisen.

Bei dieser Ernährungsform geht es darum, die Zufuhr von Kohlenhydraten zu reduzieren (auf meist weniger als 50 Gramm pro Tag) und die verzehrte Fettmenge zu erhöhen, während die Proteinmenge nur geringfügig ansteigt. Im Körper werden die Lipide (Fette) zerteilt und in Ketone (oder sogenannte Ketonkörper) aufgespalten, wie beispielsweise Beta-Hydroxybutyrat oder Acetoacetat. Die Ketone ersetzen die Glukose als wichtigsten Energielieferanten im Gewebe, auch im Gehirn. Das Gehirn, das nun keinen Zucker mehr erhält, arbeitet ganz normal und verbrennt stattdessen Ketone. Es ist möglich, die Ketonmenge im Körper künstlich zu steigern, indem man Substanzen wie mittelkettige Triglyceride zu sich nimmt, die eine Form von Fett darstellen. Dieser Ansatz wird gerade im Rahmen einer laufenden Studie bei Patienten mit abnehmenden kognitiven Fähigkeiten getestet.

Im Gegensatz zu Zucker können Ketonkörper nicht fermentieren. Durch die Aufnahme von Fett wird man nicht dick, durch die Aufnahme von Zucker allerdings schon! Es reicht aus, eine Straße entlang zu laufen, am besten noch in den USA, um das zu sehen, was man als Epidemie des Übergewichts bezeichnen könnte. Eine Erklärung hierfür ist der zunehmende Verzehr von Zucker und Lebensmitteln mit hohem glykämischen Index wie Frühstückszerealien sowie stark verarbeiteten Nahrungsmitteln. Beim Zucker ist der Konsum innerhalb der vergangenen hundert Jahre von durchschnittlich zwei Kilogramm pro Jahr auf 40 Kilogramm jährlich gestiegen! Süßes zu sich zu nehmen, stillt den Hunger nicht. Sie können es gerne selbst ausprobieren. Nehmen wir an, es ist warm und sie trinken 1,5 Liter Cola, was einem Äquivalent von 27 Stückchen Zucker (oder 137 Gramm) entspricht. Das sind insgesamt 523 Kalorien, also die Menge einer kompletten Mahlzeit. Aber Sie sind danach immer noch hungrig und setzen sich an den Essenstisch.

Vor hundert Jahren waren selbst Wohlhabende, die sich beim Essen keine Zurückhaltung auferlegen mussten, nicht zwangsläufig dick, weil sie keine Fruktose zu sich nahmen. Fruktose, die man in hohem Maße in Softdrinks oder Snacks wiederfindet, ist eine wahre Fallgrube, denn sie stillt den Hunger nicht und verstopft stattdessen die Maschinerie.

Eine kurze Anmerkung zur Chemie: Glukose und Fruktose sind beide Zucker. Industriell hergestellte Fruktose stammt meist aus Mais und unterscheidet sich chemisch ausreichend genug von Glukose, um das Hungergefühl nicht zu stillen. Und es ist vor allem die Fruktose, die für Übergewicht verantwortlich ist und für seine Folgen: nämlich Krebs.

Weniger Zucker zu sich zu nehmen, bedeutet tatsächlich, zur Ernährung von vor einhundert Jahren zurückzukehren. Es gibt heutzutage Dutzende von Büchern, die die Vorteile dieser Ernährungsweise propagieren und Anfängern entsprechende Rezepte an die Hand geben. Ich hatte das Glück, ein Kochbuch aus dem Jahr 1907 zu finden, mit dem Titel *Gastronomie pratique*, verfasst von Henri Joseph Séverin Babinski, Pseudonym Ali-Bab. Die hierin gesammelten Rezepte enthalten nur wenig Zucker und sind häufig ketogen. Der Name Babinski ist nebenbei gesagt Medizinern nicht fremd, denn der Babinski-Reflex (eine reflexartige Bewegung der großen Zehe nach oben) ist Zeichen einer neurologischen Schädigung. Der Medizinprofessor, der ihn entdeckte, war ein Bruder des Kochbuchautors Ali-Bab.

Es waren also die Patienten, die mich auf diese Ernährung aufmerksam machten. Die Vorteile leuchteten mir sofort ein, denn sie sind nur logisch. Diabetiker behandelt man, indem man ihnen eine zuckerarme Ernährung vorschreibt. Warum sollte man Krebskranken nicht das Gleiche empfehlen? Vor allem, wenn man weiß, dass es bereits gelungen ist, Zellen bösartig werden zu lassen, indem man sie in einer mit Glukose und Insulin angereicherten Flüssigkeit schwimmen ließ.

In einem Labor der französischen Forschungs- und Entwicklungseinrichtung *Inserm* in Clermont-Ferrand wurden die Vorhäute von Kindern nach Beschneidungen gesammelt. Die Zellen wurden sorgfältig voneinander getrennt und mehrere Tage lang höheren und niedrigeren Konzentrationen von Glukose ausgesetzt. Diejenigen, die den höchsten Glukosewerten ausgesetzt waren, zeigten Anzeichen einer krebsartigen Veränderung. Es gibt auch aussagekräftige Publikationen zu den vielversprechenden Wirkungen einer ketogenen Ernährung als Ergänzung zu klassischen Behandlungen.

Eine ketogene Ernährung senkt den Insulinspiegel: Je ausgeprägter die Ketose, desto stärker sinkt der Insulinspiegel, und einigen Beobachtungen zufolge wird ein niedriger Insulinspiegel mit einem verlangsamten Tumorwachstum in Verbindung gebracht.

ANTIKREBSWIRKUNG BEI TIEREN

Tierversuche deuten darauf hin, dass eine ketogene Ernährung krebshemmend wirkt. Bei den Versuchen ging es um Mäuse mit Krebs, deren Futter allein aus Lipiden und Proteinen bestand. Zum Erscheinungszeitpunkt dieses Buchs (2018 in Frankreich) zeigen 72 Prozent der Studien, dass eine ketogene Ernährung zu einer Verlangsamung des Tumorwachstums führt und die Tiere länger überleben lässt. Nur eine einzige Studie ergab nachteilige Folgen einer ketogenen Diät. Gleichzeitig kamen zwei Meta-Analysen zu dem Schluss, dass die Ergebnisse insgesamt für eine antitumorale Wirkung der ketogenen Ernährung sprechen.

Auch hier gibt es nur wenige Daten aus Humanstudien: Es wurden bislang recht wenige Untersuchungen veröffentlicht und sie unterscheiden sich in Protokoll, Dauer und Tumorart voneinander, was das Interpretieren der Ergebnisse erschwert. Es gibt bis heute keine ernstzunehmende Untersuchung, die eine ketogene Ernährung mit einer normalen Kost im Rahmen einer Krebsbehandlung vergleicht. Außer einigen überzeugenden Einzelfällen findet sich nichts. Die Wissenschaft hinkt hier den Patienten hinterher. So gesehen muss man sagen, dass nach den Standards wissenschaftlicher Forschung nicht belegt ist, wie eine ketogene Ernährung den Krankheitsverlauf beeinflussen kann.

Doch das könnte sich bald ändern. Zu Beginn des Jahres 2018 liefen 23 klinische Versuche, die die Auswirkungen einer ketogenen Ernährung auf verschiedene Krebsarten (Lunge, Brust, Bauchspeicheldrüse, Prostata, Melanom) testeten. Von diesen 23 Untersuchungen bezogen sich 10 auf das Glioblastom, einen bösartigen Hirntumor, für dessen Behandlung man sich die größte Wirkung verspricht.

Die Welt der Ernährungsformen ist vielfältig. Einige Menschen beschränken sich darauf, den Verzehr von Süßigkeiten und anderen Naschereien einzustellen. Andere gehen rigoroser vor und nehmen weder Zucker, noch stärkehaltige Nahrungsmittel zu sich, und das bedeutet, sich von Kartoffeln, Nudeln und Reis zu verabschieden … Und da man Ersatz dafür finden muss, gibt es zum Frühstück Eier statt Brot oder Zerealien und zum Mittagessen Avocadocreme. Die radikalsten Vertreter dieser Methode messen ihren Blutzucker (der um 20 Prozent sinkt) oder gar die Ketonkörper im Urin.

Trotz fehlender Humanstudien nach hochwissenschaftlichen Kriterien bin ich davon überzeugt, dass eine ketogene Ernährung einen Beitrag leisten kann. Ganz gleich, was man sonst von dieser Ernährungsform halten mag, so bin ich doch jedes Mal erschüttert, wenn ich sehe, wie auf Krebsstationen von wohlmeinenden Hilfsorganisationen Kekse und andere Süßigkeiten verteilt werden – ganz zu schweigen von mit Glukose oder gar Kortisonpräparaten angereicherten Infusionen, die Krebskranken freigiebig verordnet werden. (Kortison erhöht den Blutzuckerspiegel; Anm. d. Übers.)

NEBENWIRKUNGEN

Es gibt eine häufige, sogar konstant anzutreffende Nebenwirkung, und sie ist bedeutsam: Die Patienten fühlen sich besser. Sie haben weniger Ängste und sind gelassener, selbst unter den schwierigen Umständen dieser Therapieversuche, deren genaue Einzelheiten sie nicht kennen und von denen ihr Überleben abhängt. Vor Kurzem habe ich an einem Kongress im amerikanischen Baltimore teilgenommen. Auch andere Spezialisten berichteten davon, dass Patienten ihre früheren Fähigkeiten zurückgewannen und vor allem keine Angst mehr hatten. Psychiater würden diesen Zustand als „enthemmt" bezeichnen.

Machen wir an diesem Punkt noch einmal einen kleinen Abstecher in die Biochemie. Es gibt einen Neurotransmitter, der als GABA bezeichnet wird (oder Gamma-Aminobuttersäure für die Spezialisten). Dieser Neurotransmitter ermöglicht die Kommunikation der Nervenzellen miteinander und er ist vor allem in einer Hirnregion aktiv, die man Hippocampus nennt. Menschen mit GABA-Mangel sind deprimiert und handlungsunfähig. Es gibt Medikamente, die GABA zuführen und als Antidepressiva wirken. Schlafmittel, beispielsweise *Stilnox*, wirken über GABA und ermöglichen so das Einschlafen.

Dieser Neurotransmitter hat aber noch eine andere Wirkung. Damit wir uns gut fühlen, müssen wir in der Lage sein, uns von negativen Gedanken zu befreien. Die Neuronen des Hippocampus, die GABA freisetzen, vermindern das Grübeln und hemmen negative Gedanken.

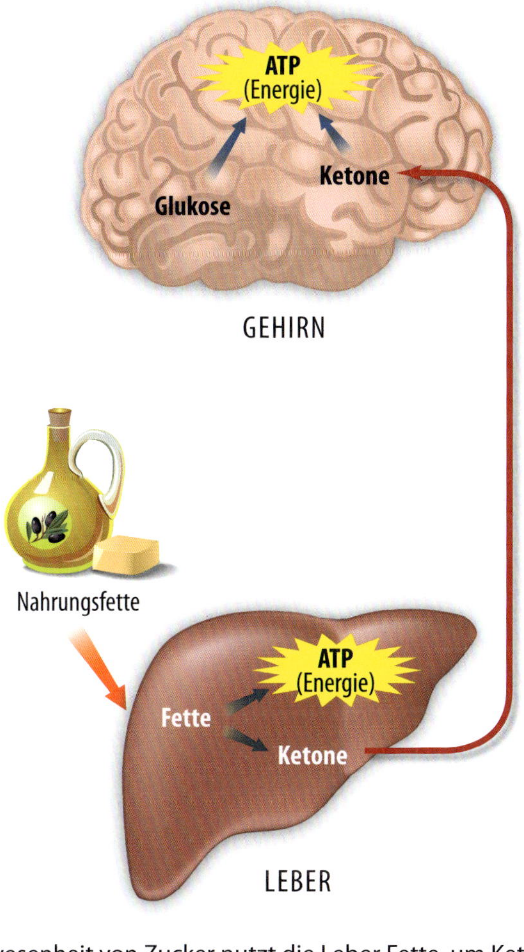

In Abwesenheit von Zucker nutzt die Leber Fette, um Ketone herzustellen, die als Brennstoff dienen.

Bei Krebspatienten scheint die ketogene Ernährung den GABA-Spiegel zu erhöhen, was wiederum die von den Betroffenen so häufig beschriebene Wohlfühlreaktion auslöst.

Wie bereits zuvor erwähnt, verfügt jede Zelle über Mitochondrien. Wenn diese ihre Arbeit wiederaufnehmen, dann verfügen auch die Patienten wieder über mehr Energie. Häufig berichten sie von einer Steigerung des Muskeltonus, sodass Sport wieder möglich wird. All dies muss quantifiziert werden, wenn einmal die ersten echten Versuchsreihen starten.

KAPITEL 9

Welche Behandlungen lassen sich mit der Stoffwechseltherapie kombinieren?

Die Stoffwechseltherapie ist kein Allheilmittel. Sie kann das Fortschreiten der aggressivsten Krebsformen nicht verhindern. Ich habe versucht, sie mit anderen Behandlungsformen zu ergänzen, seien es nun moderne personalisierte Therapien, eine ketogene Ernährung oder in jüngster Zeit mit der Gabe des Diabetesmedikamentes Metformin.

PERSONALISIERTE THERAPIEN

Da die bereits durch den Krebs vorgeschädigten Mitochondrien bei einer Chemotherapie zusätzlichen Angriffen ausgesetzt sind, nimmt die Zellatmung noch weiter ab. Der pH-Wert steigt, das Innere der Zelle wird zunehmend alkalisch und sie wächst unaufhaltsam. Je stärker die verbleibenden Mitochondrien geschädigt werden, umso häufiger teilen sich die Zellen. Das Energiepotenzial in Form von ATP nimmt ab und die Alkalität der Zelle steigt.

Bei einer zu starken Belastung aufgrund einer Hochdosis-Chemotherapie lässt sich der Krebs bei einem Rückfall wesentlich schlechter behandeln. Die Mitochondrien können nicht erneut aktiviert werden und somit ihre Funktion nicht mehr ausüben.

Personalisierte, zielgerichtete Therapien schädigen die Mitochondrien nicht und sind daher kompatibel. Einige dieser neuartigen Moleküle versperren Wachstumsfaktoren den Zugang zu den Tumorzellen. Zu Beginn war die Rolle der Wachstumsfaktoren bei Krebs noch unbekannt. Erinnern Sie sich an EPO? Dieser Wachstumsfaktor steigert die Produktion der roten Blutkörperchen, weshalb beispielsweise Radrennfahrer so versessen darauf sind. Er regt aber auch das Wachstum von Zellen an, was ihn letztendlich gefährlich und krebsfördernd macht. Krebs scheidet häufig eigene Wachstumsfaktoren aus. Blockiert man sie, dann trägt dies dazu bei, den Krebs auszuhungern, denn diese Faktoren sind wahre Energiebündel – eine Art „Hacksteak“ für die Zellen, wie ein Freund es einmal ausdrückte.

Es existieren zahlreiche Medikamente, die Wachstumsfaktoren den Zugang zu Krebszellen versperren oder ihre Verwertung behindern. Sie zu nutzen, ist durchaus sinnvoll, vor allem weil sie den Mitochondrien keinen Schaden zufügen. Auf diese Weise lassen sich zwei Ansätze – ein eher schulmedizinischer und unser Ansatz – problemlos verbinden und die häufig verunsicherten Patienten müssten keine endlosen Diskussionen mit ihrem behandelnden Arzt über begleitende Therapien führen.

ZYTOTOXISCHE CHEMOTHERAPIE

Dies ist die häufigste und einfachste Indikation für eine begleitende Stoffwechseltherapie. Die Zugabe von Liponsäure und Hydroxycitrat scheint die Wirksamkeit der konventionellen

Behandlung zu erhöhen. Außerdem ermöglicht sie es, die Zytostatika-Dosis zu reduzieren und somit die Toxizität zu verringern. Idealerweise wird die Stoffwechseltherapie mit einer Chemotherapie kombiniert, die die Mitochondrien nicht angreift. Ich rate hier häufig zu 5-Fluorouracil. Dabei handelt es sich um eine sanfte und nur geringfügig toxische Chemotherapie.

METFORMIN

In unserer Vorgehensweise steckt eine gehörige Portion Empirie. Wir haben daher versucht, unsere Verbindung aus Liponsäure und Hydroxycitrat mit anderen Medikamenten zu kombinieren.

Zu diesen zählen:

- Naltrexon in schwacher Dosis (4,5 mg)
- Digoxin (250 mg)
- Diclofenac (75 mg)
- Metformin in hoher Dosis (bis zu 3 g)

Bei den ersten Patienten habe ich schwache Dosen an Naltrexon hinzugefügt. Burt Berkson, ein amerikanischer Kollege, hatte berichtet, dass die Kombination aus Liponsäure und 4,5 mg Naltrexon das Wachstum bei unheilbarem Bauchspeicheldrüsenkrebs stoppen kann.

Naltrexon ist ein verschreibungspflichtiger Arzneistoff, der vor allem bei Alkohol- oder Morphium-Abhängigkeit eingesetzt wird (in Dosen von 50 mg). Man weiß jedoch schon seit Längerem, dass niedrigere Dosierungen sich als wirksam erwiesen haben bei der Behandlung von so unterschiedlichen Krankheiten wie Krebs, Alzheimer oder Multiple Sklerose. Im Internet findet man dazu eine Vielzahl von Literatur, darunter randomisierte Studien, aber auch einfache Selbstversuche von Patienten sowie zahlreiche Erfahrungsberichte.

Fest steht, dass Naltrexon in hohen Dosierungen toxisch ist und das Wuchern von Tumoren sogar beschleunigen kann. In niedrigen Dosierungen von 5 mg kehrt sich diese Wirkung jedoch um und der Krebs wird gehemmt. Der Wirkmechanismus ist nicht leicht zu deuten, aber es scheint so, als ob Naltrexon in schwacher Dosierung die Zufuhr von Glukose zum Tumor verringert.

Digoxin muss aus den Zeiten Methusalems stammen, denn man kannte diesen Wirkstoff schon vor Urzeiten! Er wird aus den Blättern von Fingerhut gewonnen – einer Pflanze, die unter anderem in den französischen Vogesen im Unterholz wächst –, und bei Herzschwäche oder Herzrhythmusstörungen verschrieben. Durch eine Verlangsamung des Herzschlags wird die Durchblutung verbessert. Man könnte seine Wirkung mit einer Geschwindigkeitsbegrenzung vergleichen, die zum Ziel hat, den Verkehr auf der Autobahn selbst bei hohem Verkehrsaufkommen fließen zu lassen. Es handelt sich hier um einen wirksamen, aber auch gefährlichen Wirkstoff. Wenn das Herz schwach ist und Herzrhythmusstörungen auftreten (wie bei einem sogenannten „Schenkelblock"), kann die Verlangsamung fatale Auswirkungen haben.

Die therapeutische Breite (der Abstand zwischen der Dosis eines Medikaments, die ausreicht, um wirksam zu sein, und der Dosis, bei der es eine toxische Wirkung hat) ist hier schmal. Aus diesem Grund messen Ärzte häufig den Digoxin-

Spiegel im Blut, um eine möglicherweise tödliche Überdosierung zu vermeiden. Unter starker Überwachung bietet Digoxin jedoch eine wirksame Behandlungsmöglichkeit, von der Millionen Menschen weltweit profitieren. Außerdem ist der Wirkstoff schon so alt, dass eine Behandlung nur wenige Euro pro Monat kostet.

Digoxin hat zahlreiche biologische Wirkungen, darunter die Senkung des Glukoseeintritts in die Herzzellen. Es gibt einige wissenschaftliche Publikationen, die bestätigen, dass Digoxin die gleiche Wirkung auf Tumorzellen hat. So verlangsamt es beispielsweise die Entwicklung von Tumoren der Prostata.

Einer meiner Kollegen hat einen Förderantrag für eine Vergleichsstudie zu Hautkrebs (Kaposi-Sarkom) gestellt, aber zwischen dem Einreichen eines solchen Antrags und dem Beginn der Arbeit mit Patienten vergehen meist rund zwei Jahre. Muss man an dieser Stelle wirklich anmahnen, dass Krebs eine schnell fortschreitende und tödliche Krankheit ist, die sich schlecht mit administrativen Verzögerungen verträgt? Es handelt sich hier um eine Mahnung, eine flehentliche Bitte, die alle Ärzte, die um das Überleben ihrer Patienten kämpfen, regelmäßig vergeblich an all jene richten, die die Macht hätten, die Dinge zu beschleunigen. Die Uhren der Patienten, die Uhren der akut an Krebs Erkrankten, ticken anders als die der normierten und akademischen Versuche. Sie ticken schneller.

Diclofenac (das unter anderem unter dem Namen Voltaren vertrieben wird), ist einer der ersten entzündungshemmenden Wirkstoffe. Er wirkt schmerzlindernd und wird häufig nach Operationen verschrieben, beispielsweise nach der Entfernung eines Brusttumors. Ein Team aus Belgien hat zwei Gruppen von Frauen verglichen, die sich alle einer Brustoperation hatten unterziehen müssen. Die einen bekamen Voltaren, die anderen nicht. Die Sterblichkeit durch Metastasen, die zu einem späteren Zeitpunkt auftauchten, sank in der Voltaren-Gruppe nahezu um die Hälfte. Dies könnte daran liegen, dass die durch den chirurgischen Eingriff in den Blutkreislauf gelangten Tumorzellen sich weder einnisten noch wachsen konnten, weil das Diclofenac die Glukosezufuhr verringerte.

Auch **Metformin** ist ein altbekannter Wirkstoff, der lange Zeit vergessen beziehungsweise zwischenzeitlich auch in Verruf geraten war. Heute ist es das Standardmittel bei Typ-2-Diabetes, das unter verschiedenen Markennamen wie Stagid oder Glucophage vertrieben wird. Es bremst die Aufnahme von Glukose über den Verdauungstrakt, begrenzt die Fettsynthese (Fettleber) und die Nutzung von Glukose durch die Zellen. Metformin hat viele biochemische Wirkungen, was es eigentlich zum Albtraum aller Pharmakologen macht.

Stützt man sich auf die Studien, die seit den 1980er-Jahren mit Millionen von Diabetikern durchgeführt wurden, dann lässt sich unbestreitbar feststellen, dass die Einnahme von Metformin mit einem reduzierten Krebsrisiko einhergeht. Es gibt allerdings bislang nur wenige Interventionsstudien. Einige Tests, bei denen Metformin mit einer Chemotherapie kombiniert wurde, zeigen positive Ergebnisse. Mehr als 200 weitere Studien laufen noch. Ebenso wie die anderen bisher vorgestellten Wirkstoffe ist auch Metformin preisgünstig zu erhalten.

In jüngster Zeit sind wir zu Tierversuchen an Mäusen zurückgekehrt, um bei der Auswahl für klinische Studien Anhaltspunkte zu haben. Zunächst wurden Versuche an Zellen in Petrischalen (siehe Seite 33) vorgenommen, anschließend an lebenden Tieren. Es ist immer das gleiche Verfahren: Krebszellen werden im Reagenzglas kultiviert und dem Versuchstier dann unter die Haut injiziert. Rund zehn Tage später hat sich an der Einstichstelle ein tastbarer Tumor gebildet. Eine Gruppe von 500 mit Krebs infizierten Tieren wird dann nach dem Zufallsprinzip (im Fachjargon: randomisiert) in 50 Gruppen zu jeweils 10 Mäusen unterteilt. Jede Gruppe bekommt eine bestimmte Behandlung. Kein Wirkstoff (Artemisin, Digoxin, Diclofenac, Metformin, Naltrexon) hat als Einzelwirkstoff das Turmorwachstum verlangsamt.

Kombinationen aus Liponsäure, Hydroxycitrat und Metformin in hoher Dosierung führten allerdings zu einer Verkleinerung des Tumors (siehe nachfolgende Grafik). Fügte man dieser Kombination noch Diclofenac hinzu, war die Rückbildung noch stärker.

Dennoch muss ich zugeben, dass ich weder von Metformin noch von Digoxin oder Naltrexon überzeugt bin. Diese beiden Wirkstoffe haben möglicherweise eine positive Wirkung. Aber diese reicht nicht aus, um ihren Einsatz mit Überzeugung vertreten zu können. Ich hatte gehofft, dass diese Medikamente größere Verbesserungen bringen würden, aber das ist leider nicht der Fall.

Die Kombination aus Liponsäure + Hydroxycitrat + Metformin in hoher Dosis hemmt die Entwicklung von Tumoren bei Mäusen

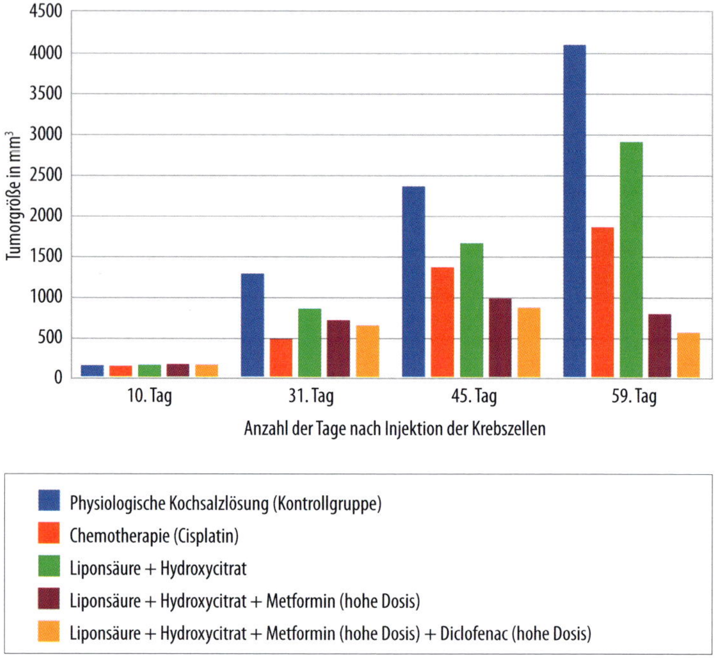

Wird eine Chemotherapie durchgeführt, verlangsamt sich das Tumorwachstum. Wird die Stoffwechseltherapie eingesetzt (Liponsäure + Hydroxycitrat + Metformin), bildet sich der Tumor zurück.

KAPITEL 10

Eine weitere Folge des Warburg-Effekts: Der pH-Wert

Um dieses Kapitel zu verstehen, muss man sich ein grundlegendes Prinzip bewusst machen: Die Krebszelle ist basisch (alkalisch), und deswegen teilt sie sich fortwährend. Im Gegensatz dazu schwimmt der Krebs in einer Flüssigkeit, die sauer ist. Es ist genau diese saure Flüssigkeit, die es dem Krebs erlaubt, das umliegende Gewebe zu verdauen und sich darin auszubreiten.

Kehren wir einmal zum bereits beschriebenen Warburg-Effekt zurück. Krebszellen geben Milchsäure in den intrazellulären Raum ab, der dadurch sauer wird. Jeder Koch weiß, dass man Fleisch entweder auf dem Herd zubereiten oder einlegen kann. So bereitet man beispielsweise das Gericht *Poisson à la tahitienne* (eine polynesische Ceviche aus gebeiztem Thunfisch) zu, indem man den rohen Fisch in Zitronensaft mariniert. Das saure Milieu, in dem die Krebszelle schwimmt, ermöglicht das „Marinieren" und Verdauen des umliegenden gesunden Gewebes, sodass der Krebs beim Wachsen leichter in das Gewebe eindringen und seine Dendriten wachsen lassen kann.

Der pH-Wert einer normalen Zelle schwankt zwischen 6,8 und 7,2. Der pH-Wert einer Krebszelle liegt hingegen zwischen 7,2 und 7,4. Wer in der Schule im Chemieunterricht aufgepasst hat, erinnert sich sicher an den pH-Wert[12] als Maß für den sauren oder basischen (alkalischen) Charakter einer wässrigen Lösung. Je höher der pH-Wert ist, desto weniger Protonen[13] befinden sich in der Zellflüssigkeit und umso alkalischer ist die Zelle. Je niedriger der pH-Wert ist, desto mehr Protonen sind vorhanden und umso saurer ist die Zelle. Außerdem gilt: Je aggressiver ein Krebs ist, desto resistenter ist er gegenüber einer Chemotherapie und umso basischer ist er. Das sind wichtige Zahlen, denn es gibt eine Schwelle (etwa bei einem pH-Wert von 7,2), unterhalb derer eine Zelle sich nicht teilen kann, weil das Duplizieren der DNA nicht möglich ist. Ein Team aus Nizza hat vor mehr als zwanzig Jahren erstaunliche Resultate veröffentlicht: Die Forscher isolierten Zellen der Dermis (einer Hautschicht) und setzten sie verschiedenen mitogenen Reizen aus (Reize, die das Teilen der Zelle auslösen). Die Zellen teilten sich – allerdings nicht jene, deren pH-Wert unter der Schwelle von 7,2 lag.

Die Regulation des pH-Werts ist ein kompliziertes System, das die Wissenschaft bislang erst in Teilen durchdrungen hat. Vereinfacht gesagt befinden sich in der Wand der Zellmembran Pumpen, vor allem in den Magenzellen. Diese Pumpen geben Protonen ab, also Säure. Da der im Magen vorhandene Magensaft mit einem pH-Wert von etwa 2 sehr sauer ist, kann der Speisebrei zersetzt und verdaut werden. Manchmal kommt es

---

12 Der pH-Wert gibt den Grad der chemischen Aktivität von Wasserstoff-Ionen (bzw. Protonen) in einer wässrigen Lösung an.

13 Das Proton ist ein H+-Ion, der Kern des Wasserstoffs ohne Elektronen. Er besteht nur aus einem Elementarteilchen: dem Proton (daher sein Name). Ein Ion ist ein elektrisch aufgeladenes Teilchen.

vor, dass der Magensaft die schützende Schleimhautschicht der Magenwand durchbricht und sie schädigt. Das Resultat ist das allseits bekannte Magengeschwür. Heutzutage muss man hier nicht mehr chirurgisch vorgehen. Es reicht aus, Medikamente zu verordnen, die die Pumpen am Ausstoß von H+-Protonen hindern (sogenannte Protonenpumpenhemmer). Der Magensaft ist weniger sauer und greift die Magenschleimhaut nicht länger an. Die Magenzellen selbst werden saurer, weil die Protonen nun im Zellinneren verbleiben. Eine ebenso einfache wie simple Behandlung.

Einige Forscher haben versucht, diese Protonenpumpenhemmer zu nutzen, um den Säuregrad zu verringern, der rund um einen Tumor herrscht. Bei Versuchen an Mäusen konnten sie eine Rückbildung von Tumoren beobachten. Andere haben Protonenpumpenhemmer mit einer Chemotherapie kombiniert. Beim Menschen haben mehrere Versuche eine verbesserte Ansprechrate ergeben. Aber diese Protonenpumpenhemmer wurden ursprünglich dafür entwickelt, den Säuregrad des Magensafts zu begrenzen. Es existiert ein großer Markt für den Wirkstoff Omeprazol, der unter verschiedenen Markennamen vertrieben wird und sich als sehr profitabel für die Pharmaindustrie erwiesen hat. Omeprazol ist wirksam genug, um den Säuregrad außerhalb der Zelle zu senken und somit Magengeschwüre zu behandeln. Die Wirkung reicht jedoch nicht aus, um die Alkalinität (Säurebindungsvermögen) im Inneren der Zelle entscheidend zu senken und somit Krebs zu behandeln. Auch hier sind wir wieder auf eine Kombination aus mehreren Medikamenten statt eines einzigen wirkungsvollen Präparats angewiesen.

Ein spanisches Forschungsteam hat sich eingehend mit dem Thema beschäftigt. Es berichtet von mehreren Fällen unerwarteter Remissionen. Meines Wissens nach wurden diese Fälle nicht in Form von Artikeln veröffentlicht. Die Forscher haben verschiedene Medikamentenkombinationen getestet. Ich habe ihren Ansatz nicht persönlich überprüft, aber er erscheint mir logisch und verheißungsvoll, weshalb ich hier gerne die getesteten Dosierungen angeben möchte:

1. Amilorid: 10–40 mg dreimal täglich. Dieses Diuretikum blockiert eine Pumpe, die das saure Proton entweichen lässt, um ein anderes Ion, nämlich Kalium, aufzunehmen.
2. Ein Protonenpumpenhemmer wie Omeprazol: 20–40 mg pro Tag.
3. Ein Carboanhydrasehemmer wie beispielweise Acetazolamid: 250 mg pro Tag. Es hemmt die Bicarbonat-Resorption und wird unter anderem bei Glaukomen zur Senkung des Augeninnendrucks verwendet.

Das sind interessante Ansätze, die nur darauf warten, untersucht zu werden, zunächst einmal in Tierversuchen. Sind die Resultate positiv, kann diese Art von Behandlung im Anschluss in Krankenhäusern getestet werden.

Auch wenn es sich um altbekannte Wirkstoffe handelt, sind Arzneimittelwechselwirkungen stets möglich. Und es muss natürlich auch überprüft werden, ob eine Kombination dieser Medikamente den pH-Wert überhaupt ausreichend senkt.

Auch andere Wirkstoffe, die potenzielle Auswirkungen auf den pH-Wert haben, könnten Gegenstand der Forschung sein.

Chlordioxid ist ein Desinfektionsmittel, das in schwacher Dosis zur Trinkwasseraufbereitung genutzt wird. Es ist Chemikern gut bekannt, aber seine Anwendung im medizinischen Bereich ist wenig erforscht. Wenn man es Zellkulturen verabreicht, kann es den pH-Wert von Tumorzellen senken.

> *Ein Wort der Warnung:* Es bleibt absolute Vorsicht geboten, denn bis heute hat noch keinerlei wissenschaftliche Studie die Wirksamkeit von Chlordioxid nachgewiesen und einige Wirkungen können toxisch sein. Die Erwähnung von Chlordioxid an dieser Stelle soll lediglich helfen, den Krebs besser zu verstehen, aber ich spreche keine Anwendungsempfehlung dafür aus.

DIE FALLGESCHICHTE VON NORBERT

Im Herbst 2016 erhielt ich einen Anruf von Norbert, einem Patienten, der unheilbar an Bauchspeicheldrüsenkrebs erkrankt war. Sein Krebs hatte die Gallengänge blockiert und er litt unter einem Ikterus (Gelbsucht). Ich riet ihm zu einem Eingriff, um die Gallengänge umzuleiten, und zu einer niedrig dosierten Chemotherapie mit 5-Fluorouracil, einem Zytostatikum, das Onkologen gut bekannt ist. Ich empfahl zur Chemotherapie eine begleitende Stoffwechseltherapie mit Liponsäure und Hydroxycitrat.

Sechs Monate später, als ich mich im hintersten Winkel des Limousin befand, meldete sich Norbert erneut bei mir, um meinen Rat einzuholen. Er hatte die Operation gut überstanden und die Stoffwechseltherapie durchgeführt, die Chemotherapie jedoch ausgesetzt. Auf Rat einer Freundin, die ebenfalls an Bauchspeicheldrüsenkrebs erkrankt war, hatte er sich stattdessen für „Vitamin B17" entschieden (eine Substanz, die in den 1970er-Jahren als Antikrebsmittel galt, keineswegs ein Vitamin ist und zu der es keine wissenschaftlichen Belege gibt, dass sie Krebs heilen kann) und vor allem für Chlordioxid. Sein Krebs hatte sich gebessert und sein Stoffwechsel, der zeitweise völlig aus dem Lot geraten war, hatte sich so weit normalisiert, dass er wieder als Keramiker arbeiten konnte. Das war unerwartet und schwer zu erklären, denn die Prognosen bei dieser Form von Krebs sind meist verheerend.

Ich war zu der Zeit auf der Suche nach einer Verbesserung der Stoffwechseltherapie. Bei Mäusen hatten sich Capsaicin aus Chilischoten und Metformin, das Diabetes-Medikament, von dem ich bereits sprach, als wirkungsvolle Mittel zur Umfangreduzierung von Tumoren erwiesen. Als ich die Verträglichkeit von Capsaicin im Selbstversuch testen wollte, bin ich kollabiert und musste den Rettungsdienst rufen. Capsaicin fiel damit schon einmal weg.

Metformin wiederum hat in Humanstudien nicht zu dem Erfolg geführt, den ich mir davon versprochen hatte. Kurz gesagt: Ich hatte mir mehr erhofft. Norbert war es nun scheinbar gelungen, seinen Krebs mit Chlordioxid zu kurieren.

Ich hatte zuvor noch nie von Chlordioxid gehört und bat einen befreundeten Patienten, einen Professor für Physikalische Chemie an einer renommierten Universität, um Hilfe. Und so lernte ich mehr über die chemischen Eigenschaften von Chlor.

Natriumhypochlorit (auch Javelwasser genannt) wurde kurz vor der Französischen Revolution von Claude-Louis Berthollet (1748–1822) als Bleichmittel entdeckt. Das Desinfektionsmittel wurde im Quartier Javel, einem Vorort von Paris, hergestellt. Es handelt sich hierbei um eine Base und nicht um das Produkt, das Norbert verwendet hat.

Antoine Germain Labarraque (1777–1850) hat Hypochlorit nicht nur aus Natrium, sondern auch aus Kalzium synthetisiert. Calciumhypochlorit wird zur Wasserreinigung eingesetzt. Es ist instabil, da es sich in saurem Milieu zersetzt und Chlordioxid freisetzt. Natriumhypochlorit und Calciumhypochlorit haben aufgrund des jeweiligen Einflusses des Natrium- oder Kalziumions vollkommen unterschiedliche Eigenschaften. Um das Ganze zusätzlich zu verkomplizieren, gibt es noch ein ähnliches Molekül, das Chlorit. Damals war die Chemie noch nicht weit genug fortgeschritten, um zwischen Chlorit und Hypochlorit zu unterscheiden.

Der Einsatz von Hypochlorit als Desinfektionsmittel wurde 1820 von der Gesellschaft zur Förderung der nationalen Industrie (*Société d'Encouragement pour l'Industrie Nationale*) mit einen Preis belohnt. Im Jahr 1824 starb der französische König Ludwig XVIII an Wundbrand und sein Leichnam strömte einen furchtbaren Fäulnisgeruch aus. Dank der Entdeckung von Labarraque konnte sein Begräbnis ohne Geruchsbelästigung vonstattengehen. Außerdem wurde die Kanalisation von Paris sterilisiert, denn Labarraque hatte die Idee, Chlorit und Hypochlorit nicht nur zur Sterilisierung von Därmen und Leichen einzusetzen, sondern auch für die Kanalisation.

Zur gleichen Zeit hatte Louis-Bernard Guyton de Morveau die Idee, Trinkwasser durch Zugabe von Hypochlorit zu reinigen. Dieses übertrug zu jener Zeit nicht nur Cholera-Erreger, sondern auch Typhus. Labarraque und seine Nachfolger dämmten so die Cholera-Epidemie von 1832 ein. Die Engländer taten es ihnen bei der Cholera-Epidemie von 1854 gleich, ebenso wie die Amerikaner, die das System industrialisierten. Im Jahr 1920 war das meiste Wasser, das aus Wasserhähnen kam, chloriert, also mit Chlordioxid behandelt.

Zu Zeiten von Labarraque befand sich die Chemie noch in den Kinderschuhen. Man kannte weder das Periodensystem der Elemente von Mendelejew noch genaue chemische Formeln. Aber die Erkenntnisse von Labarraque über Chlor machten in Europa die Runde. Einigen gelang es, die Synthese zu reproduzieren, sodass Abwassersysteme und Schlachthöfe gereinigt werden konnten. Das Labarraque-Wasser gelangte von der Mitte des 19. Jahrhunderts an von Europa in die USA und der Leibarzt von General Custer, Dr. Henry Ruger, benutzte es bereits zur Wundbehandlung. Auch hier lohnt es sich, wie bei der Entdeckung von Warburg oder den Gesetzen von Newton, eine Reise in die Vergangenheit anzutreten.

VISIONÄRE MEDIZINER

Labarraque hatte das Prinzip von Antisepsis und der Ausrottung von Krankheitserregern bereits verstanden, bevor Biologen deren Existenz erkannten. Tatsächlich interessierte sich im Jahr 1847 in Wien erstmalig der Arzt Ignaz Philipp Semmelweis dafür, als ihm auffiel, dass 18 Prozent aller Frauen starben, wenn sie im Universitätskrankenhaus von Medizinstudenten entbunden wurden. Die Mediziner jener Zeit glaubten an die Wichtigkeit von Isolierung, Frischluft und die Rolle der Milchbildung, aber nicht ans Händewaschen oder Antisepsis. Semmelweis stellte fest, dass die Sterblichkeitsrate in einer zweiten Entbindungsabteilung lediglich bei 3 Prozent lag, obwohl in beiden

Abteilungen die gleichen Techniken verwendet wurden. Das gleiche galt für das Pflegepersonal, dessen Zuweisung zur einen oder anderen Abteilung allein vom jeweiligen Wochentag abhing. Der einzige Unterschied lag beim entbindenden Personal: Die eine Abteilung diente der Ausbildung von Medizinstudenten, die andere der Ausbildung von Hebammen. Die Medizinstudenten kamen, wenn sie den Kreißsaal betraten, ebenso wie Semmelweis selbst frisch vom Sezieren von Leichen. Semmelweis hatte den Mut, zu verstehen, dass er selbst Überträger der gefährlichen Krankheitskeime war. Er wusch sich die Hände mit Labarraque-Wasser und ordnete an, dass die Medizinstudenten dasselbe tun sollten. Die Sterblichkeitsrate sank umgehend auf einen vergleichbaren Wert zur anderen Entbindungsstation, nämlich auf 2,4 Prozent.

Doch kehren wir zurück zu Norbert. Er nutzte Chlordioxid nicht etwa zum Händewaschen, sondern nahm es in Wasser gelöst zu sich. Dazu vermischte er nach eigener Aussage einen Tropfen Natriumchlorit mit einem Tropfen Salzsäure und wartete drei Minuten, damit sich eine dritte Verbindung bildete: Chlordioxid. Diese winzige Menge Chlordioxid füllte er mit Wasser auf und trank die Lösung.

Aktiviert und stark verdünnt, wie dies bei der industriellen Desinfektion von Versorgungswasser der Fall ist, scheint Chlordioxid unbedenklich zu sein: In Humanstudien sind bei niedrigen Dosierungen keine unerwünschten Nebenwirkungen aufgetreten.

Beim privatem Gebrauch und Dosierungen, die höher liegen, sind jedoch durchaus Fälle von Vergiftungen bekannt, und zwar in Form von Reizungen durch Einatmen, Hautkontakt oder Einnahme. Speziell im Fall der Einnahme höherer Dosierungen können Symptome auftreten, die von Übelkeit und Magenschmerzen bis hin zu gefährlichen Verätzungen der Schleimhäute von Speiseröhre und Magen reichen.

Chlordioxid muss daher in jedem Fall als sehr riskantes Mittel angesehen werden, dessen Einsatz große Vorsicht erfordert und das als Medikament nach jetzigem Kenntnisstand keinesfalls empfohlen werden kann.

Bei Chlordioxid handelt es sich um eine instabile Verbindung. Norbert trank sie daher mit Wasser verdünnt sofort, bevor sie sich auflöste, was ziemlich schnell der Fall ist. Chemiker sprechen hier von freien Radikalen, genauer gesagt: anorganischen freien Radikalen. Norbert nahm über den Tag verteilt in zehn Portionen rund 30 Tropfen zu sich.

Norbert war keineswegs der Erste, der Chlordioxid in der Hoffnung verwendete, auf diese Weise seinen Krebs zu kurieren. Er hat nichts Neues erfunden, sondern ist nur den Ratschlägen eines anderen Patienten gefolgt. Norbert hatte die Stoffwechseltherapie um Chlordioxid ergänzt. Er überlebte zwei weitere Jahre und verstarb im Juni 2018. Kurz vor seinem Tod hatte ein PET-Scan bestätigt, dass der Krebs sich nicht weiter ausgebreitet hatte. Möglicherweise starb er an Kachexie, einem starken Kräfteverlust, bedingt durch exzessives Fasten. Das zeigt noch einmal die absolute Notwendigkeit einer adäquaten medizinischen Begleitung.

Wir müssen auch hier mit Umsicht vorgehen: Klinische Fälle sind natürlich keine Beweise. Ich berichte von ihnen allein im Rahmen eines Weges zum besseren Verständnis von Krebs,

ich rate jedoch von jeglicher Form von Selbstversuchen durch Patienten ab.

Sollte es sich als richtig erweisen, dass Chlordioxid irgendeine Art von Wirksamkeit hat, muss man sich natürlich fragen, welcher Mechanismus dahinter steckt.

Was ich Ihnen im Folgenden vorstellen werde, ist also nichts anderes als eine Hypothese, die durch Versuche belegt werden muss. Wir führen derzeit Experimente durch, um sie zu stützen oder zu widerlegen.

Sicher ist, dass durch Säure aktiviertes Hypochlorit Chlordioxid freisetzt. Es ist möglich, dass Letzteres in einer alkalischen Tumorzelle den pH-Wert senkt.

Für die Spezialisten: Die Säurekonstante (bzw. der pK_S-Wert[14]) von Chlordioxid liegt bei 7,5. Bei einem normalen pH-Wert verbreitet sich Chlordioxid überall ohne zu reagieren. In der alkalischen Umgebung der Tumorzelle hingegen ist es möglich, dass es sich zersetzt und eine Säure sowie freie Radikale freisetzt.

Weiße Blutkörperchen haben Hypochlorit schon eingesetzt, bevor Norbert es entdeckte, denn mithilfe dieser Verbindung töten Leukozyten ihre Gegner.

Ich bin mir der Hoffnung bewusst, die das Chlordioxid darstellt. Doch man darf auch seine Nachteile keinesfalls aus den Augen verlieren. Krebs breitet sich in der Nacht stärker aus als

14 Der pK_S-Wert, auch Säurekonstante genannt, gibt Aufschluss über die Stärke einer Säure. Je geringer der pK_S-Wert ist, desto stärker ist die Säure.

am Tag. Nachts leiden Krebskranke am stärksten unter Schmerzen, weil er genau dann wächst. Und auch die meisten Todesfälle bei Krebspatienten ereignen sich in der Nacht, meist gegen drei Uhr morgens. Chlordioxid zersetzt sich schnell, es hat eine kurze Halbwertszeit, weil es sich um eine instabile Verbindung handelt. Man muss diesen Wirkstoff also am Tag und in der Nacht nehmen.

Ein weiterer Nachteil von Chlordioxid liegt in seinem unangenehmen Geschmack, der an Schwimmbadwasser erinnert, was für viele abschreckend ist. Das größte Problem jedoch ist, dass der Patient die Mischung selbst zubereiten muss. Er stellt eine Lösung aus Hypochlorit und Salzsäure her. Gelingt dies ordnungsgemäß, vermischen sich die Bestandteile leicht. Stimmt das Verhältnis jedoch nicht exakt und es ist beispielsweise zu viel Salzsäure enthalten, greift die Säure die Schleimhaut der Speiseröhre an und das ist sehr schmerzhaft.

Doch für Patienten ohne andere therapeutische Alternative kann Chlordioxid eine starke Antikrebswirkung haben, für die man die Nachteile möglicherweise in Kauf nimmt. Eines Tages wird es vielleicht eine anerkannte Methode sein. Und vielleicht gibt es dann auch fertige Produkte, bei denen der Patient nicht mehr selbst die Mischung herstellen muss. Vorstellbar wären auch Möglichkeiten der verzögerten Freisetzung, wodurch die Notwendigkeit einer mehrfachen Einnahme im Tagesverlauf vermieden werden könnte. All dies muss jedoch zuerst im Rahmen von Forschungsarbeiten geklärt werden.

Ein weiterer Hoffnungsträger ist **Methylenblau**. Auch dieses Medikament ist nicht neu. Tatsächlich ist es eines der ältesten synthetischen Medikamente und wurde erstmals 1876 von dem Chemiker Heinrich Caro hergestellt, mehr als zehn Jahre, bevor Gustave Eiffel seinen Turm konstruierte. Und ebenfalls wesentlich früher als die Mitochondrien entdeckt wurden beziehungsweise rund dreißig Jahre vor der Entdeckung der Alzheimer-Krankheit.

Viele der in der *Bibliothèque Nationale de France* gesammelten Dokumente ermöglichen es, den Weg dieses großartigen Medikamentes nachzuverfolgen. Sie lehren uns, dass es vor dem Ersten Weltkrieg vor allem als Antiseptikum diente. Es findet zudem bei der Bekämpfung von Malaria und Lepra und manchmal auch bei Tuberkulose Verwendung. Aus dieser Zeit bleibt die antibiotische Wirkung von Methylenblau bei der Behandlung von Blasenentzündungen.

In den 1930er-Jahren zeigten mehrere Publikationen auf, dass Methylenblau die Zellatmung stimuliert. Das ist natürlich genau die Wirkung, die uns interessiert. Hierauf werde ich noch zu sprechen kommen.

Ebenfalls in den 1930er-Jahren dringt Methylenblau in einen weiteren klinischen Bereich vor, denn seine Fähigkeiten als Antidepressivum werden entdeckt. Und die ersten Antidepressiva leiten sich ebenso wie Neuroleptika chemisch von Methylenblau ab. In den 2000er-Jahren wird Methylenblau wiederentdeckt. Seine Einnahme regt die Aktivität der Mitochondrien an. Methylenblau wird als Antidot für Gifte verwendet, die die Zellatmung beeinträchtigen, beispielsweise Zyanid. Seine Wirkung auf die Mitochondrien könnte auch die Wirkung erklären, die Methylenblau bei Alzheimer und Parkinson hat. Vor Kurzem hat Mario Jolicoeur von der *École Polytechnique de Montréal* gezeigt, dass Methylenblau das Zellwachstum hemmt, indem es den Warburg-Effekt aufhebt.

Krebskranke haben Methylenblau zusätzlich zu einer konventionellen Behandlung genommen, aber auch ergänzend zu Liponsäure und Hydroxycitrat. In Kombination mit einer Chemotherapie haben mehrere Patienten über positive Tumorreaktionen berichtet. Die Dosierungen, die diese Patienten verwendet haben, lagen bei 75 mg morgens, mittags und abends.

Die Weltgesundheitsorganisation (WHO) stuft Methylenblau als unentbehrliches Arzneimittel ein. Es hat allerdings auch Nebenwirkungen, denn es beeinflusst beispielsweise die Stimmung. Speziell bei gleichzeitiger Einnahme von Antidepressiva kann es zu potenziellen Wechselwirkungen kommen.

Methylenblau ist verschreibungspflichtig und wird in Form einer sogenannten Magistralrezeptur angeboten; das ist ein Arzneimittel, das Apotheken auf ärztliche Anordnung individuell für Patienten herstellen. Es gibt noch keine kommerzielle Form dieses Medikaments. Der Apotheker füllt Methylenblau in Pulverform in Kapseln ab.

GRÜNDLICHE ÜBERWACHUNG

Die moderne Onkologie bewegt sich in einem festen Rahmen und macht ihre Sache grundsätzlich gut. Das betrifft sowohl klinische Untersuchungen als auch bildgebende Verfahren. PET-Scanner und andere tomografische Verfahren haben die Patientenbetreuung revolutioniert. Doch auch diese Untersuchungen haben ihre Grenzen.

Auch auf die Gefahr hin, einige von Ihnen zu schockieren, muss ich leider bestätigen, dass bildgebende Verfahren häufig nicht präzise sind. Das Identifizieren der Gewebeart (gutartig oder bösartig) und der Grenze zwischen Tumorgewebe und gesundem Gewebe, in das der Krebs sich ausbreitet, ist subjektiv. Aus diesem Grund setzt man häufig Biopsien ein, um eine sichere Diagnose zu bekommen, denn die Technik der Bildgebung ermöglicht es nicht, von Krebs befallene Lymphknoten zu erkennen. Aus diesem Grund muss der Chirurg einige entnehmen, die unter dem Mikroskop untersucht werden.

Wenn die Diagnose Krebs gestellt wurde, wird bei der weiterführenden Behandlung in der Regel alle zwei Monate ein bildgebendes Verfahren eingesetzt. Diese Zeit braucht es, um zu wissen, ob der Tumor auf die Behandlung reagiert. Das Problem: Innerhalb der acht Wochen, die zwischen zwei Scans liegen, kann sich der Tumor sechs Wochen lang zurückgebildet haben, um in den letzten beiden Wochen wieder anzuwachsen. Meines Erachtens sind die so genannten Tumormarker, die Krebszellen ins Blut abgeben, ein wesentlich besserer Indikator für die Entwicklung eines Tumors. Leider kommen sie in der Onkologie nicht häufig genug zum Einsatz.

Um das Fortschreiten von Prostatakrebs zu beobachten, misst man den PSA-Wert. Bei Bauchspeicheldrüsenkrebs heißt der Marker CA 19-9, bei Eierstockkrebs CA 125, bei Brustkrebs CA 15-3, bei Darmkrebs CEA. Praktisch alle Krebsarten (mit Ausnahme von Gehirntumoren) kann man durch eine einfache Blutprobe überwachen. Die Entwicklung des Tumormarkerwerts ist ein hervorragendes Indiz für die Entwicklung von Krebs. Steigt der Spiegel an, breitet sich der Krebs aus. Fällt er hingegen, zeigt dies an, dass die Behandlung Wirkung zeigt. Warum also werden diese Tests nicht häufiger eingesetzt?

Diabetiker stechen sich dreimal täglich in den Finger, um den Blutzuckerspiegel zu bestimmen, bevor sie sich Insulin injizieren. Wer unter einer Infektionskrankheit leidet, kann täglich sein Blut untersuchen lassen, um die Wirksamkeit des verschriebenen Antibiotikums zu überprüfen. Auch bei Herzpatienten, die Gerinnungshemmer nehmen, muss häufig Blut abgenommen werden, um den sogenannten Quick-Wert zu bestimmen. Bei Krebskranken hingegen wird der entsprechende Marker jedoch nur alle zwei bis drei *Monate* gemessen. Verstehen Sie, was ich meine?

Für diese Vorgehensweise gibt nur einen einzigen Grund: das Fehlen einer therapeutischen Alternative. Den meisten todkranken Patienten ist nicht damit gedient, ständig das Scheitern vor Augen geführt zu bekommen. Also hält man es für besser, Zeit zu gewinnen und die Hoffnung aufrechtzuerhalten. Schlägt die Chemotherapie als sogenanntes Mittel der ersten Wahl nicht an, bestehen nur minimale Chancen auf eine wirksame Alternative. Sich darüber aufzuregen, nutzt jedoch nichts. Das ist zumindest der Standpunkt vieler Mediziner, wenn auch nicht der meinige.

Genau wie ein Diabetiker seine Insulinzufuhr anpasst, sollte auch der Krebskranke seine Behandlung anpassen dürfen, damit ihre Wirksamkeit möglichst schnell ersichtlich wird. Anpassen und auswählen, so muss das Motto lauten. Das Überwachen der entsprechenden Tumormarker ermöglicht es, verschiedene therapeutische Optionen zu testen und rasch festzustellen, ob sie helfen. Aus meiner Sicht müsste man die Wirksamkeit einer Behandlung mindestens wöchentlich testen. Schlägt eine Therapie an, zeigt sich das an den Tumormarkern, die sich innerhalb von zwei Wochen stabilisieren oder, besser noch, sinken.

WIE GEHT ES WEITER?

Wir werden das Ende der aggressiven Chemotherapie und ihrer Begleiterscheinungen erleben – einer Medizin, die im Grunde unerschwinglich und in der Summe wenig wirkungsvoll ist. Es ist für Patienten extrem schwierig, zwischen den verschiedenen Alternativen zu wählen. Die Chemotherapie bleibt das Mittel der Wahl, speziell bei den Krebsformen, die heutzutage als heilbar gelten, etwa Leukämie, Lymphdrüsenkrebs, Krebs im Kindesalter, Hodenkrebs. Bei anderen Krebsarten wird es schon schwieriger, vor allem „dank" der Gerüchteküche im Internet, wo jeder mehr oder weniger fundiert seine Meinung kundtun kann.

Bei den als unheilbar geltenden Formen, wie mehrheitlich bei metastasierendem Krebs, gibt es zahlreiche Alternativen. Eine Hormonbehandlung kann bei Brust-, Prostata- und Gebärmutterkrebs zu einer Verzögerung der Metastasenbildung beitragen. Auch eine Chemotherapie mit gemäßigter Dosis oder eine personalisierte Therapie können wirksam sein, vor allem, wenn sie mit einer ketogenen Ernährung und der Einnahme von Liponsäure und Hydroxycitrat verbunden werden. Ich denke, dass sich dieser letzte Ansatz in den kommenden Jahren bewähren wird.

Meiner Ansicht nach ist die Zeit solch einer unmenschlichen Medizin und des Einsatzes aggressiver Formen von Chemotherapie vorbei. Für mich besteht die erste Gewissheit einer wie auch immer gearteten Behandlungsmethode darin, dass sie Ergebnisse zeigt. Deshalb ist die Rückkehr zur Bestimmung von Tumormarkern so wichtig.

Vielleicht wird sich auch Chlordioxid als wirksam erweisen, doch seine Anwendung ist wenig praktisch und birgt sehr große Risiken. Sich diszipliniert rund zehn Mal am Tag selbst zu behandeln, ist nicht gerade einfach. Retardmittel, die ihre Wirkung über einen längeren Zeitraum entfalten, werden sicherlich irgendwann erfunden. Auch andere Wirkstoffe haben das Potenzial, den pH-Wert in der Zelle zu korrigieren. Ich denke da an Methylenblau, das sich vor allem auch leichter handhaben lässt als Chlordioxid. Seine Wirksamkeit wird gerade untersucht.

Weil man nun verstanden hat, wie der Krebs „funktioniert“, wird sich die Forschung hoffentlich davon leiten lassen. Wirksame Medikamente, die die Mitochondrien reaktivieren können, werden die Wucherung von Krebszellen stoppen.

THERAPIEVERSUCHE

Im September 2017 organisierte Dr. Bernard Escudier, Onkologe am *Institut Gustave-Roussy* und Spezialist für Therapieversuche, gemeinsam mit seinem Patienten Jean-Jacques Trochon ein außergewöhnliches Treffen. Patienten, Onkologen, Biologen und die leitenden Wissenschaftler eines der größten europäischen Zentren im Kampf gegen den Krebs kamen zusammen, um Optionen zu diskutieren und zu entwickeln, mit denen man neue Therapieansätze testen könnte, wie beispielsweise die ketogene Ernährung. Das zeigt, wie sehr sich die Zeiten geändert haben!

Nachdem rund zehn amerikanische und europäische Spezialisten ihre Meinung geäußert hatten, war allen Anwesenden mehr oder weniger klar, dass Krebs aus einer schlechten

Verbrennung von Zucker resultiert. Es gibt natürlich immer auch Wissenschaftler, die sich nur auf randomisierte Studien verlassen, bei denen zwei analoge Gruppen von Patienten verglichen werden: Die eine ernährt sich ketogen, die andere isst normal. Ob ein Patient die ketogene Ernährung einhält, lässt sich leicht überprüfen, da sich in diesem Fall Ketonkörper in seinem Urin befinden. Die Färbung des Urinteststreifens zeigt hier ganz eindeutig das Einhalten oder Brechen der Regeln an. Wie aber kann man sich sicher sein, dass die Patienten, die sich „normal" ernähren sollen, nicht schummeln? Einige werden sich womöglich spontan für eine ketogene Ernährung entscheiden. Das verfälscht natürlich die Ergebnisse, was den Spezialisten wiederum echtes Kopfzerbrechen bereitet.

Aus meiner klinischen Erfahrung heraus weiß ich, dass diese Ernährungsumstellung keine Wunder bewirkt. Sie kann einen wichtigen Beitrag leisten, der aber für sich genommen nicht ausreicht. Ich selbst verfolge eine pragmatischere Sicht. Auch wenn ich mich wiederhole: In diesem Stadium müssen wir uns auf die aggressivsten Krebsarten mit den schlimmsten Prognosen konzentrieren. Es ergibt keinen Sinn, funktionierende Behandlungsstrategien bei jenen Patienten zu verändern, deren Tumore auf klassische Therapieformen ansprechen.

Die moderne Biologie kann Hilfestellung leisten. Es gibt Bluttests, die zirkulierende Krebszellen entdecken können. Man muss also nicht mehr mit einer Nadel in den Tumor stechen und dabei Komplikationen oder eine Streuung riskieren. Die im Blut vorhandenen Krebszellen werden isoliert und Antikrebsmitteln ausgesetzt – ob es sich nun um eine traditionelle Chemotherapie handelt oder um Wirkstoffe, die auf den Stoffwechsel abzielen. So hat man einen ersten Filter und kann all jene Medikamente ausschließen, die keine Wirksamkeit zeigen.

Auf diese Weise lassen sich auch Kombinationen aus zwei oder drei Wirkstoffen testen, um die Behandlung zu präzisieren.

Genauso gehen Mediziner im Übrigen bei einer Sepsis (der Volksmund spricht von Blutvergiftung) vor. Sie isolieren den Erreger und dann entscheidet das Ergebnis des Antibiogramms (das die Empfindlichkeit beziehungsweise Resistenz von Krankheitserregern gegenüber Antibiotika misst) über die weitere Behandlung. Der Kliniker wählt die effektivste und am wenigsten schädlichste (und letzten Endes auch preisgünstigste) Alternative.

In der Onkologie gibt es, wie auch in der Infektiologie, Dutzende von Medikamenten. Allein beim Stoffwechselansatz könnte man Bromopyruvat, 2-Desoxy-D-glucose und Mannoheptulose anführen, die die Zuckeraufnahme durch den Tumor blockieren, oder auch Dichloroacetat oder CPI 613 (Devimistat), die auf den Enzymkomplex Pyruvatdehydrogenase abzielen, zu dem auch das Coenzym Liponsäure zählt. Vitamin C in hoher Dosierung und intravenös verabreicht kann sich ebenfalls als wirksam erweisen.

Daraus wird ersichtlich, dass es nicht *eine* Stoffwechseltherapie gibt, sondern möglicherweise Dutzende. Eine präzise biochemische Analyse des Tumors wird in der Zukunft faktengestützte Entscheidungen ermöglichen.

NACHWORT

Heilung in Reichweite

Es lässt sich nicht leugnen, dass die Wissenschaft Fortschritte gemacht hat, aber noch sind sie partiell. Ein Blick auf die Zahlen zeigt, dass man heute noch fast ebenso häufig an Krebs stirbt wie vor 50 Jahren. Wenn man den Anstieg der allgemeinen Lebenserwartung berücksichtigt, bleibt die Sterblichkeitsrate bei Krebs mit 150 000 Toten jährlich in Frankreich hoch (in Deutschland waren es im Jahr 2017 rund 235 000; Anm. d. Übers.). Die Lebenserwartung von Menschen, die an schwer heilbaren Krebsformen erkranken (Bauchspeicheldrüse, Gehirn, Lunge usw.) hat sich im Übrigen nicht verbessert. Die Früherkennung hat mit Ausnahme von Gebärmutterhalskrebs (wo sie in Form eines Abstrichs erfolgt) nicht zu einer Verringerung der Todesfälle geführt. Die Lage ist eindeutig: Die Behandlungsfortschritte erfüllen die Erwartungen nicht. Das liegt allerdings keineswegs daran, dass zu wenig Mittel in die „Sache" investiert werden, die einem angesichts der enttäuschenden und inakzeptablen Statistiken nahezu verloren zu sein scheint, denn es gibt andere Lösungswege.

Wir können den Patientinnen und Patienten neue Behandlungsansätze vorschlagen, deren Wirksamkeit höher liegen könnte als die der Chemotherapie und die zudem noch weniger Nebenwirkungen haben. Jeder Kranke sollte die Freiheit haben, gut informiert und ohne Druck von Seiten der behandelnden Ärzte über seine Therapie zu entscheiden. Gleichzeitig sollten Ärzte ihre Patienten begleiten dürfen, wenn diese andere Wege einschlagen wollen als die übliche Hochdosis-Chemotherapie. Wir sind an einem Scheideweg angelangt. Wir müssen nun vor allem klinische Studien zu anderen Wirkstoffen als nur zu Zytostatika durchführen, um die guten Ergebnisse des in diesem Buch vorgestellten Stoffwechselwegs zu stützen.

Wir müssen es wagen, der Wahrheit ins Gesicht zu blicken und Entscheidungen zu treffen. Wir müssen es wagen, keine Angst mehr zu haben. Krebs ist eine Krankheit, die Furcht einflößt, weil wir sie so wenig verstehen. Und weil das so ist, nimmt sie übernatürliche, fast schon diabolische Züge an. Wenn man Friedrich Nietzsche folgt und „Gott tot ist", dann ist der Krebs in der kollektiven Vorstellung die Verkörperung des Teufels. Entledigen wir uns des Teufels … denn der Krebs muss nicht diabolisiert werden, selbst wenn er enorme Ängste und Panik auslöst.

Krebs ist nichts anderes als eine Krankheit. Eine gemeine Krankheit, aber auch eine simple, denn es handelt sich um eine Störung des Zellstoffwechsels. Und genau diese Störung muss man versuchen zu korrigieren. Wie wir bereits zuvor gesehen haben, ist eine Stoffwechseltherapie ein vielversprechender Weg, auch für Patienten, die unter Alzheimer oder Parkinson leiden.

Also sollten wir diese Richtung weiterverfolgen und groß angelegte Versuche starten. Dafür bedarf es, wie Sie sicher bereits gemerkt haben, der Bereitschaft einer breiten Öffentlichkeit und der massiven Unterstützung durch Institutionen und Medien. Auch das Engagement von Patienten und ihren Angehörigen ist wichtig, die Druck ausüben und das Recht einfordern können, frei über ihre Behandlung zu entscheiden.

Ob wir Erfolg haben werden, hängt allein von uns ab. Nicht nur von uns Wissenschaftlern, sondern auch von verantwortlichen Bürgerinnen und Bürgern. Es gibt einen hoffnungsvollen Weg und er geht uns alle an. Heilung ist in Reichweite – nun ist es an uns, unsere Gesundheit in die eigenen Hände zu nehmen!

Krebs ist auch die Geschichte einer kollektiven Blindheit, einer jener Irrtümer, die den Verlauf der Menschheitsgeschichte durchziehen. Bereits vor rund einem Jahrhundert hatten die damaligen Wissenschaftler das Wesentliche begriffen. Wir haben nun nichts anderes getan, als ihre Forschungen zu vertiefen und ihre Arbeiten weiterzuverfolgen. Ich für meinen Teil glaube nicht an Verschwörungstheorien. Ich sehe eher Konformismus, Konservatismus und individuelle Dummheit als Ursache, gepaart mit Engstirnigkeit und der fehlenden Infragestellung eines Dogmas, von dem doch alle ahnten, dass es falsch sein musste. Wie konnte man so unverfroren von Erfolgen sprechen, obwohl die Todesrate doch praktisch unverändert ist? Wo sollen sie sein, die Fortschritte, wenn das Scheitern so offensichtlich ist?

Krebs hätte schon lange, wenn nicht besiegt, so doch beherrscht werden können. Wir sind die Schuldigen, die ihn verkompliziert haben. Ein Überfluss an finanziellen Mitteln und politische Korrektheit haben den Rest übernommen und so die wahre Forschung im Keim erstickt. Zu forschen, das heißt auch, Irrtümer zu akzeptieren und immer wieder aufs Neue darauf zu setzen, dass man doch noch eine Lösung finden kann. Forschen bedeutet, Gewissheiten und manchmal auch die eigenen Vorstellungen in Frage zu stellen, in der Hoffnung, die Wissenschaft voranzubringen. Es reicht aus, den Patienten ins Gesicht zu blicken, um zu verstehen, dass auch sie nicht an diese Medizin glauben, die ihnen als Lösung verkauft wird. Schon bald werden die Früherkennungskampagnen für Brust- oder Prostatakrebs sang- und klanglos verschwinden, denn man stirbt an diesen Krebsarten heute noch genauso häufig wie vor 60 Jahren!

Eines Tages wird die Chemotherapie ausgedient haben und die überzogene Rolle der Pharmaindustrie ebenso … Krebs hat nichts mit Hochtechnologie zu tun, sondern ist ein einfaches Stoffwechselproblem. Ich bin mir sicher, dass das Bild, das ich in diesem Buch zeichne, weltweit zutreffend ist. Eine Vielzahl an übereinstimmenden Arbeiten und schlüssigen Forschungsergebnissen werden meine Ansicht stützen.

In einer normalen Welt würde eine Krebsbehandlung, die preisgünstig, unschädlich und darüber hinaus wirksam ist, mit offenen Armen begrüßt. Die notwendigen Forschungen würden sorgfältig durchgeführt und die Kosten in Höhe von einigen Hunderttausend Euro würden zügig von einem Staat bewilligt, dem die Gesundheit seiner Bürger am Herzen liegt.

Sich der wissenschaftlichen Forschung zu verschreiben, ist eine Sache der Wahl: ein Kampf und somit auch ein Opfer. Es geht nicht um einen Sitz in einer Akademie oder einer Kommission. Man gewinnt oder man verliert, es gibt keinen goldenen Mittelweg, keine Kompromisse. Etwas ist entweder richtig oder falsch. So einfach ist das.

Wie groß ist doch der Kontrast zwischen der irrationalen Welt der Onkologie und den nachvollziehbaren Gesetzmäßigkeiten der Physik, von der Biologie ganz zu schweigen.

Wir haben an die Arbeiten unserer großen Vorgänger wieder angeknüpft, nicht an jenen unserer Zeitgenossen, um den Dämon zu vertreiben. Wenn die Mysterien des Lebens für uns irgendwann greifbar werden, wird auch die Angst verschwinden, die uns heute noch im Griff hat.

Krebs ist nicht der erste Irrtum der Wissenschaft.

Die wahre Revolution wird nicht die Behandlung dieses banalen Krebses sein, sondern die Veränderung des Blickwinkels.

Und Revolutionen gehen nun einmal selten leicht und sanft vor sich.

Unsere Gesellschaft ist nur scheinbar weltlich. Viele Menschen glauben nicht mehr an Gott, und dennoch haben sie Angst vor dem Teufel. Mit ihm legt man sich besser nicht an; besser, man wählt die Flucht. Der Teufel trägt viele Namen: Satan, Mephisto, Luzifer, Monsanto und Krebs. Wir haben dem Krebs nicht den Krieg erklärt, ebenso wenig wie man dem Teufel den Krieg erklären würde. Wir haben Regeln und Riten erfunden, um uns zu schützen. Wenn er sich uns nähert, dann haben wir nicht gezögert, ihm eine Prostata oder eine Brust zu opfern, um uns zu retten. Wir sind gefangen im Wahn einer Religion, die sich nicht so nennt, und wir versuchen rationalen Überlegungen zu folgen, weil das Verharren im Delirium uns nicht weiterbringt.

Nur wenn wir das Leben verstehen, können wir Fortschritte erzielen. Kranke werden wieder gesund. Der Preis besteht darin, zu verstehen, dass wir gar nicht so anders sind als Kristalle oder mathematische Gleichungen. Das ist ein echter Schlag ins Gesicht für das Ego.

Die Stoffwechseltherapie in der Praxis

Die Stoffwechseltherapie scheint die Wirksamkeit herkömmlicher Behandlungsformen zu steigern. **Sie muss mit einer klassischen Behandlung kombiniert werden**, ob es sich nun um eine personalisierte Therapie, Bestrahlungen oder eine Chemotherapie handelt. Wie bei jeder Behandlung kann es Nebenwirkungen geben, die aber in der Regel harmlos sind. Es ist aber in jedem Fall wichtig, dass Sie mit Ihrem behandelnden Arzt und vor allem mit Ihrem Onkologen darüber sprechen.

Krebszellen haben einen anormalen Stoffwechsel: sie lechzen nach Glukose (wie man auf PET-Scans sehen kann, bei denen radioaktive Glukose als Marker benutzt wird). Diesen Zucker können die Zellen aber nicht verbrennen, weil die Mitochondrien nicht ordnungsgemäß arbeiten. Anders gesagt: Die Zellen fermentieren („gären") und teilen sich in rapider Geschwindigkeit. Das Ziel der Behandlung liegt darin, es den Mitochondrien wieder zu ermöglichen, die Zuckerderivate zu verbrennen und somit das Wachstum des Krebses zu verlangsamen.

Bei dieser Behandlung werden **Alpha-Liponsäure und Hydroxycitrat kombiniert**.

- **Alpha-Liponsäure** ist ein Cofaktor der Pyruvatdehydrogenase. Dieses Enzym ermöglicht es, dass Pyruvat (ein Glukosederivat) in den Mitochondrien verbrannt wird.
  - Alpha-Liponsäure existiert in intravenöser Form und ist als solche in Deutschland, Österreich und Andorra in Apotheken erhältlich; in Frankreich wird sie in dieser Form nicht vertrieben.
  - Sie ist auch in Kapselform erhältlich (als Nahrungsergänzungsmittel), entweder als Alpha-Liponsäure oder als Natrium-R-Lipoat.

- **Hydroxycitrat** ist ein Derivat der Zitronensäure, das sich unter anderem in der tropischen Frucht *Garcinia cambogia* findet und die Eigenschaft hat, die Citrat-Lyase zu hemmen, ein wichtiges Schlüsselenzym für die Zellwände, was die Antikrebswirkung erklärt. Man findet Hydroxycitrat in Form von Nahrungsergänzungsmitteln (standardisierter Extrakt aus der Schale der Frucht, der 60 Prozent Hydroxycitrat enthält).

Die Einnahme von Alpha-Liponsäure und Hydroxycitrat muss kombiniert erfolgen, da beide als Einzelsubstanzen nur wenig Wirksamkeit zeigen.

DOSIERUNG

Die Einnahme muss täglich erfolgen.

- **Alpha-Liponsäure: 800 mg morgens und 800 mg abends**, in Kapselform.

- **Hydroxycitrat: 500 mg morgens, mittags und abends**. Die Kapseln mit dem Extrakt aus *Garcinia cambogia* enthalten manchmal nur rund 60 Prozent Hydroxycitrat (bitte die Angaben zu den Inhaltsstoffen sorgfältig lesen). In diesem Fall sollten dann dreimal täglich 800 mg eingenommen werden.

Lassen Sie mich noch einmal ganz deutlich darauf hinweisen: **Die Stoffwechseltherapie sollte als Ergänzung zu einer klassischen Therapie eingesetzt werden. Bitte besprechen Sie die Behandlung in jedem Fall mit Ihrem Arzt. Die Stoffwechseltherapie kann helfen, aber es handelt sich dabei nicht um ein Allheilmittel.**

Dr. med. Laurent Schwartz

Glossar

Bestrahlungen: Bei der Strahlentherapie wird ionisierende Strahlung (die Strahlen sind etwa 100 Mal so stark wie die in der normalen Radiologie eingesetzten) auf den Bereich gerichtet, in dem der Tumor lokalisiert ist. Die Strahlen durchdringen die Haut, um die Krebszellen zu zerstören und sie am Wuchern zu hindern. Die Nebenwirkungen sind zahlreich und variieren je nach bestrahlter Körperregion, wobei Hautzellen, die Zellen des Verdauungstrakts und die Blutzellen des Knochenmarks am stärksten betroffen sind. Die Nebenwirkungen sind mit jenen der Chemotherapie nahezu vergleichbar. Rund die Hälfte aller Krebspatienten erhalten Bestrahlungen.

Chemotherapie: Eine medikamentöse Behandlung, die sich vor allem gegen jene Körperzellen richtet, die sich schnell vermehren, was bei Krebszellen der Fall ist. Doch auch einige gesunde Zellen vermehren sich auf diese Weise, beispielsweise Knochenmarkzellen, die für die Blutbildung zuständig sind, sowie die Zellen des Verdauungstrakts, die Keimzellen, die für den Haarwuchs verantwortlichen Zellen … Die Tatsache, dass die Chemotherapie auch gesunde Zellen zerstört, erklärt die enormen Nebenwirkungen: Veränderungen des Blutbilds (Verringerung bestimmter weißer Blutkörperchen sowie roter Blutkörperchen und Blutplättchen), Verdauungsprobleme (Übelkeit, Erbrechen, Durchfall, Verstopfung), Haarausfall, Erschöpfung. Die meisten im Rahmen einer Chemotherapie verwendeten Wirkstoffe werden intravenös verabreicht. Es gibt zahlreiche Medikamente und es kommen ständig neue auf den Markt. Zu den geläufigsten zählen: Cyclophosphamid, Docetaxel und Paclitaxel (aus der Wirkstoffgruppe der Taxane), Doxorubicin und Epirubicin (Stoffgruppe der Anthracycline), 5-Fluorouracil (auch als 5-FU bezeichnet), Methotrexat, Cisplatin und weitere.

Hormontherapie: Bei dieser Behandlung wird die Wirkung der Hormone gehemmt, die das Wachstum von Krebszellen anregen. Sie empfiehlt sich im Fall von Tumoren, die als hormonabhängig eingestuft werden, wenn das Wachstum also durch Hormone wie Östrogen oder Progesteron stimuliert wird, etwa bei Brust- oder Prostatakrebs. Die verwendeten Wirkstoffe beeinflussen alle Zellen, die auf sie ansprechen, also nicht nur die Krebszellen. Einsatz finden beispielweise Anti-Östrogene bei Brustkrebs oder Anti-Androgene bei Prostatakrebs.

Immuntherapie: Diese Therapie zielt darauf ab, die Abwehrmechanismen des Organismus dazu anzuregen, selbst gegen Krebszellen vorzugehen. Unser Immunsystem sieht einen Tumor als zum Körper gehörig an. Ziel der Therapie ist es, eine Reaktion des Immunsystems gegenüber Krebszellen auszulösen. Die im Rahmen der Immuntherapie verwendeten Wirkstoffe machen Krebszellen „sichtbar" für das Immunsystem, das dann gegen sie vorgehen kann. Es werden unterschiedliche Substanzen eingesetzt. Bei der unspezifischen Immuntherapie werden Interferon und Interleukin-2 eingesetzt – Wirkstoffe, die das Immunsystem generell ankurbeln. Die Nebenwirkungen der Immuntherapie können massiv sein. Bei der Gabe von Interferon kann es zu grippeähnlichen Symptomen kommen, bei Interleukin zu Fieber, Verdauungsstörungen und Kreislaufproblemen.
In jüngster Zeit setzt man monoklonale Antikörper ein, beispielsweise Trastuzumab (Herceptin), die sich an ein bestimmtes Protein anlagern, das bei 15 Prozent der an Brustkrebs erkrankten Frauen auf der Oberfläche der Tumorzellen vorhanden ist. Das Ziel von Trastuzumab ist die Hemmung des Tumorwachstums (es handelt sich hierbei um eine **personalisierte Therapie**, siehe weiter unten).
Impfstoffe gegen Krebs befinden sich in der Krebsforschung in der Entwicklungsphase und beruhen ebenfalls auf dem Prinzip eines angeregten Immunsystems zur Unterstützung im Kampf gegen Krebszellen, damit unser Organismus diese als Fremdkörper ansieht und bekämpft.

Personalisierte Krebstherapien: Diese Therapieform nutzt Wirkstoffe, die zielgerichtet bei Krebszellen wirken, wodurch sich die Probleme der Schädlichkeit von Chemo- und Strahlentherapie begrenzen lassen. Einige Medikamente zielen auf die Zellmaschinerie ab, indem sie beispielsweise Wachstumsfaktoren hemmen. Andere hungern den Tumor sozusagen aus, indem sie die Bildung neuer Blutgefäße (die die Zellen mit Nährstoffen versorgen) am äußeren Rand des Tumors behindern. Hierbei handelt es sich um antiangiogene (die Blutgefäßbildung behindernde) Wirkstoffe wie Bevacizumab (Avastin) oder Sunitinib (Sutent).

Literatur

ALLGEMEINE THEMEN

Boorstin, D.: *Die Entdecker*, Birkhäuser 1985
De Lestrade T.: *Le jeûne, une nouvelle thérapie*? La Découverte 2015
De Rosnay J.: *Le Macroscope: vers une vision globale*, Points 2014
Koestler A.: *Die Nachtwandler*, Scherz 1959

ALLGEMEINES ZUM THEMA KREBS

Alexandre J.: *Cancérologie Hématologie*. Elsevier Masson 2011
DeVita V.T. Jr, Rosenberg S.A.: „Two hundred years of cancer research", in: *New England Journal of Medicine*, 2012; 366(23): 2207–2214
Mukherjee S.: *Der König aller Krankheiten: Krebs – eine Biografie*, Dumont, 4. Aufl. 2012
Schwartz L.: *Métastases: vérités sur le cancer*. Hachette Litérature 2001
Servan-Schreiber D.: *Anticancer: Les gestes quotidiens pour la santé du corps et de l'esprit*, Pocket 2011

EPIDEMIOLOGIE

Bailar J.C., Gornik H.L.: *Cancer undefeated*. New England Journal of Medicine, 1997; 336(22), 1569–1574
Peto J.: *Cancer epidemiology in the last century and the next decade*. Nature, 2001; 411(6835): 390–395
Schwartz L.: *Le Cancer résiste à la science*. La Recherche, 1996; 284: 54–60
Summa M.G., Vautrain F., et al.: „Multiple time series: new approches and new tools in data mining applications to cancer epidemiology", in: *Revue Modulad*, 2006; 34: 37–46

FRAKTALER ASPEKT

Caldwell C.B., Stapleton S.J., et al.: „Characterisation of mammographic parenchymal pattern by fractal dimension“, in: *Physics in medicine and biology*, 1990; 35(2): 235

Fleury V., Schwartz L.: „Numerical investigation of the effect of loss of cellular polarity on cancer invasiveness and geometry“, in: *Fractals*, 2003; 11(04): 397–414

Fleury V., Watanabe T., et al.: „Physical mechanisms of branching morphogenesis in animals“, in: *Branching morphogenesis* (pp. 202–234). Springer 2005

Nam S.H., Choi J.Y.: „A method of image enhancement and fractal dimension for detection of microcalcifications in mammogram“, in: *Engineering in Medicine and Biology Society. Proceedings of the 20th Annual International Conference of the IEEE 1998*; Vol. 2: pp. 1009–1012

Schwartz L., Balosso J., et al.: „Cancer: the role of extracellular disease“, in: *Medical hypotheses*, 2002; 58(4): 340–346

PHYSIKALISCHE KRÄFTE IN DER BIOLOGIE

Abolhassani M., Wertz X., et al.: „Hyperosmolarity causes inflammation through the methylation of protein phosphatase“, in: 2A. *Inflammation Research*, 2008; 57(9): 419–429

D'Arcy Thompson W.: *Über Wachstum und Form*, Eichborn 2006

Cisneros L, Bussey KJ et al.: „Ancient genes establish stress-induced mutation as a hallmark of cancer“, in: *PLoS One*. 2017 Apr 25; 12(4): e0176258

Dornelas M.C., Dornelas O.: „From leaf to flower: revisiting Goethe's concepts on the metamorphosis of plants“, in: *Brazilian Journal of Plant Physiology*, 2005; 17(4): 335–344

Ku D.N., Giddens D.P., et al.: „Pulsatile flow and atherosclerosis in the human carotid bifurcation. Positive correlation between plaque location and low oscillating shear stress“, in: *Arteriosclerosis, thrombosis, and vascular biology*, 1985; 5(3): 293–302

Nogueira M.L., da Veiga Moreira J., et al.: „Mechanical stress as the common denominator between chronic inflammation, cancer, and Alzheimer's disease“, in: *Frontiers in oncology*, 2015; 5

Olesen S.P., Claphamt D., Davies P.: „Haemodynamic shear stress activates a K+ current in vascular endothelial cells“, in: *Nature* 1988; 331(6152): 168–170

Schwartz L., Abolhassani M., et al.: „Hyperosmotic stress contributes to mouse colonic inflammation through the methylation of protein phosphatase“, in: 2A. *American Journal of Physiology-Gastrointestinal and Liver Physiology*, 2008; 295(5): G934-G941

Schwartz L., Coldwell D.: „Is liver disease caused by increased pressure? Interstitial pressure as a causative mechanism in carcinogenesis and in the differential blood supply in liver tumors from the hepatic artery“, in: *Journal of Liver*, 2014; 3:156

Schwartz L., Guais A., et al.: „Carbon dioxide is largely responsible for the acute inflammatory effects of tobacco smoke“, in: *Inhalation toxicology*, 2010; 22(7): 543–551

Schwartz L., Guais A., et al.: „Is inflammation a consequence of extracellular hyperosmolarity?“, in: *Journal of inflammation* 2009; 6(1): 1

Schwartz L., Veiga Moreira J., Jolicoeur, M. (2017): „Physical forces modulate cell differentiation and proliferation processes“, in: *J Cell Mol Med.* 2018 Feb;22(2):738–745

Topper J.N., Gimbrone Jr, M.A.: „Blood flow and vascular gene expression: fluid shear stress as a modulator of endothelial phenotype“, in: *Molecular medicine today*, 1999; 5(1): 40–46

INTRAZELLULÄRER PH-WERT

Gerweck L.E., Seetharaman K.: „Cellular pH gradient in tumor versus normal tissue: potential exploitation for the treatment of cancer“, in: *Cancer research*, 1996; 56(6): 1194–1198

Harguindey S., Arranz J.L., et al.: „Proton transport inhibitors as potentially selective anticancer drugs“, in: *Anticancer research*, 2009; 29(6): 2127–2136

Harguindey S., Henderson E.S., Naeher C.: „Effects of systemic acidification of mice with sarcoma 180“, in: *Cancer research*, 1979; 39(11): 4364–4371

Harguindey, S., Orive, G., et al.: „The role of pH dynamics and the Na+/H+ antiporter in the etiopathogenesis and treatment of cancer. Two faces of the same coin – one single nature“, in: *Biochimica et Biophysica Acta (BBA)-Reviews on Cancer*, 2005 ; 1756(1) : 1–24

Harguindey, S., Pedraz, J. L., et al.: „Hydrogen ion-dependent oncogenesis and parallel new avenues to cancer prevention and treatment using a H+-mediated unifying approach: pH-related and pH-unrelated mechanisms“, in: *Critical Reviews™ in Oncogenesis*, 1995 ; 6(1) : 1–33

Harguindey S., Reshkin S.J., et al.: „Growth and trophic factors, pH and the Na+/H+ exchanger in Alzheimer's disease, other neurodegenerative diseases and cancer: new therapeutic possibilities and potential dangers“, in: *Current Alzheimer Research*, 2007; 4(1), 53–65

Huber V., De Milito A., et al.: „Proton dynamics in cancer“, in: *Journal of translational medicine*, 2010; 8(1): 1

Moolenaar W.H.: „Effects of growth factors on intracellular pH regulation“, in: *Annual Review of Physiology*, 1986; 48(1): 363–376

Thomas J.A., Buchsbaum R.N., Zimniak A., Racker E.: „Intracellular pH measurements in Ehrlich ascites tumor cells utilizing spectroscopic probes generated in situ", in: *Biochemistry*, 1979; 18(11): 2210–2218

WARBURG-EFFEKT UND STOFFWECHSEL

Cairns R.A., Harris I.S., Mak T.W.: „Regulation of cancer cell metabolism", in: *Nature Reviews Cancer*, 2011; 11(2): 85–95

Christofferson T.: *Tripping over the truth: the return of the metabolic theory of cancer illuminates a new and hopeful path to a cure*, CreateSpace Independent Publishing Platform, 2014

Dang C.V.: „Links between metabolism and cancer", in: *Genes & development*, 2012; 26(9): 877–890

Gatenby R.A., Gillies R.J.: „Why do cancers have high aerobic glycolysis?", in: *Nature Reviews Cancer*, 2004; 4(11): 891–899

Guénin S., Schwartz L., et al.: „PP2A activity is controlled by methylation and regulates oncoprotein expression in melanoma cells: a mechanism which participates in growth inhibition induced by chloroethylnitrosourea treatment", in: *International journal of oncology*, 2008; 32(1): 49–57

Hsu P.P., Sabatini D.M.: „Cancer cell metabolism: Warburg and beyond", in: *Cell*, 2008; 134(5): 703–707

Israël M., Schwartz L.: „Cancer: a Dysmethylation syndrome", in: *John Libbey Eurotext*, 2005

Jones N. P., Schulze A.: „Targeting cancer metabolism – aiming at a tumour's sweet-spot", in: *Drug discovery today*, 2012; 17(5): 232–241

Kaelin W.G. Jr, Thompson C.B. Q&A: „Cancer: clues from cell metabolism", in: *Nature* 2010; 465(7298): 562–564

Mazurek S., Shoshan M.: *Untersuchungen zur Entstehung und Regulation des Tumor-Metaboloms* (Edition Scientifique), VVB Laufersweiler Verlag 2004

Nelson D.L., Cox M.M.: *Lehninger Biochemie*, Springer, 4. Auflage 2009

Schwartz L.: *Cancer: between glycolysis and physical constraint*. Springer Science & Business Media, 2012

Vander Heiden M.G.: „Targeting cancer metabolism: a therapeutic window opens", in: *Nature reviews Drug Discovery*, 2011; 10(9): 671–684

Warburg, Otto: *www.mediatheque.lindau-nobel.org/meetings/1966*

KOMBINATION AUS LIPONSÄURE UND HYDROXYCITRAT

Abolhassani M., Guais A., et al.: „Screening of well-established drugs targeting cancer metabolism: reproducibility of the efficacy of a highly effective drug combination in mice“, in: *Investigational new drugs*, 2012; 30(4): 1331–1342

Berkson B.M., Rubin D.M., Berkson A.J.: „Reversal of signs and symptoms of a B-cell lymphoma in a patient using only low-dose naltrexone“, in: *Integrative cancer therapies*, 2007; 6(3): 293–296

Berkson B.M., Rubin D.M., Berkson A.J.: „The long-term survival of a patient with pancreatic cancer with metastases to the liver after treatment with the intravenous alpha-lipoic acid/low-dose naltrexone protocol“, in: *Integrative cancer therapies*, 2006; 5(1): 83–89

Guais A., Baronzio G., et al.: „Adding a combination of hydroxycitrate and lipoic acid (METABLOC™) to chemotherapy improves effectiveness against tumor development: experimental results and case report“, in: *Investigational new drugs* 2012; 30(1): 200–211

Michelakis E.D., Sutendra G., et al.: „Metabolic modulation of glioblastoma with dichloroacetate“, in: *Science translational medicine* 2010; 2(31): 31–34

Michelakis E. D., Webster L., Mackey J. R.: „Dichloroacetate (DCA) as a potential metabolic-targeting therapy for cancer“, in: *British journal of cancer*, 2008; 99(7): 989–994

Schwartz L., Abolhassani M., et al.: „A combination of alpha lipoic acid and calcium hydroxycitrate is efficient against mouse cancer models: preliminary results“, in: *Oncology reports*, 2010; 23(5): 1407

Schwartz L., Buhler L., et al.: „Metabolic treatment of cancer: intermediate results of a prospective case series“, in: *Anticancer research*, 2014; 34(2): 973–980

Schwartz L., Gabillet J., et al.: „The addition of chloroquine and metformine to Metabloc induces a rapid drop of tumor markers in advanced carcinoma“, in: *Cancer Therapy*, 2014; 10: 20–27

Schwartz L., Guais A., et al.: „Tumor regression with a combination of drugs interfering with the tumor metabolism: efficacy of hydroxycitrate, lipoic acid and capsaicin“, in: *Investigational new drugs*, 2013; 31(2): 256–264

PERSONALISIERTE THERAPIEN

www.edimark.fr/Front/frontpost/getfiles/14557.pdf

INTERVALLFASTEN UND KETOGENE ERNÄHRUNG

Cunnane SC, et al.: „Can Ketones Help Rescue Brain Fuel Supply in Later Life? Implications for Cognitive Health during Aging and the Treatment of Alzheimer's Disease“, in: *Frontiers in Molecular Neuroscience*. 2016;9:53. doi:10.3389/fnmol.2016.00053

De Lestrade T, Gilman S.: „Le Jeûne, une nouvelle thérapie?" (Documentaire), in: *Via Découverte, Arte France*, 2012

Hartman A.L.: „The Neuropharmacology of the Ketogenic Diet", in: *Pediatr Neurol.* 2007; 36(5): 281–292. doi: 10.1016/j.pediatrneurol.2007.02.008

Kämmerer U., Schlatterer C., Knoll G.: *Ketogene Ernährung bei Krebs: Die besten Lebensmittel bei Tumorerkrankungen*, Riva 2019

Morvan D.: „Normal human melanocytes exposed to chronic insulin and glucose supplementation undergo oncogenic changes and methyl group metabolism cellular redistribution", in: *American Journal of Physiology-Endocrinology and Metabolism*, 2012; 302(11)

Seyfried, T.N.: *Cancer as a Metabolic Disease: On the Origin, Management and Prevention of Cancer*, 2012: 15–29

Walkowicz M.: *Cétocuisine: 150 recettes cétogènes*. Thierry Souccar Éditions, 2015

CHLORDIOXID

O.A.: „Toxicological review of chlorine dioxide and chlorite", in: *US Environmental Protection Agency*, Washington 2010

https://cfpub.epa.gov/ncea/iris/iris_documents/documents/toxreviews/0648tr.pdf

Über den Autor

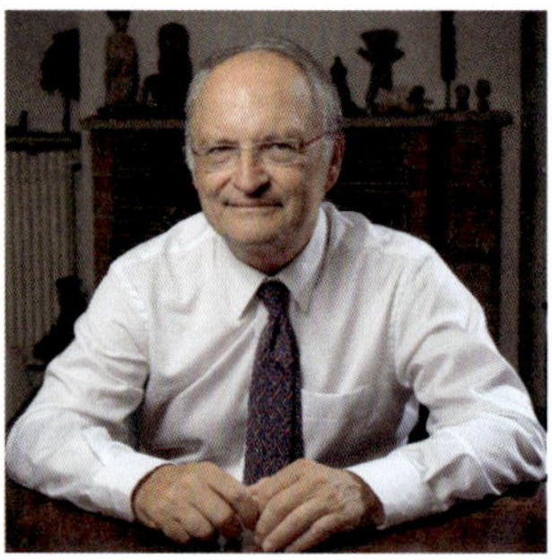

© Thierry Soucar

Dr. Laurent Schwartz, Jahrgang 1958, arbeitet als Onkologe an der *Assistance Publique-Hôpitaux de Paris*, einem Krankenhausverbund im Großraum Paris, der schon seit Längerem von der renommierten *École Polytechnique* abgekoppelt ist. Dr. Schwartz war Jahrgangsbester an der medizinischen Fakultät der Universität Straßburg und absolvierte seine Facharztausbildung in Radiologie und Onkologie in Harvard (American Boards). Nach siebenjähriger Tätigkeit in den USA ging er zurück nach Frankreich, wo er als fest angestellter Arzt in verschiedenen Krankenhäusern der *Assistance Publique-Hôpitaux de Paris* arbeitete.

Dr. Schwartz interessierte sich neben der Betreuung seiner Krebspatienten schon immer auch für die onkologische Forschung. Wenn man die Hoffnung haben will, seine Patienten heilen zu können, muss man ein tiefgreifendes Verständnis von Krebs entwickeln. Aus diesem Grund rief Dr. Schwartz vor rund 20 Jahren eine interdisziplinäre Arbeitsgruppe ins Leben, die im Rahmen einer Kooperation zwischen *Assistance Publique-Hôpitaux de Paris* und *École Polytechnique* sowohl Mediziner als auch Mathematiker, Physiker und Biologen umfasst.

Das Augenmerk von Dr. Schwartz liegt vor allem auf der Einzigartigkeit und zugleich Einfachheit von Krebs. Seiner Auffassung nach gibt es nicht Dutzende unterschiedlicher Krebsarten, sondern vielmehr eine einzige Krankheit, die sich mehr oder weniger aggressiv äußert. Zur Isolierung der bei Krebs stets vorhandenen Konstanten beschäftigte er sich mit den Schriften des Nobelpreisträgers Otto Warburg. Laut Warburg lässt sich Krebs auf eine einzige Ursache zurückführen: eine geringere Energieausbeute der Krebszelle. Um den entstehenden Energiemangel auszugleichen und zu überleben, muss die Krebszelle mehr Zucker aufnehmen, denn dieser ist die Grundlage für die Synthese zahlreicher Zellbestandteile. Soll der Krebs aufhören zu wuchern, muss man lediglich die Energieausbeute der Zelle erhöhen. Geschieht dies, nutzt die Zelle den Zucker besser, hört auf, ihn im Übermaß aufzunehmen und wächst nicht weiter.

Um dieses Ziel zu erreichen, wurden neue Ansätze getestet. Mithilfe von mehr als 15 000 Mäusen fand man heraus, wie eine Kombination aus altbewährten Medikamenten das Krebswachstum bei Tieren aufhalten konnte. Dies gelang mit Liponsäure und Hydroxycitrat.

Im Jahr 2012 veröffentlichte Dr. Schwartz sein erstes Buch zu diesem Thema in Frankreich (*CANCER: Guérir tous les malades?*). Es beinhaltet die Grundlagen einer Stoffwechseltherapie für Krebs und wurde seither um zahlreiche wissenschaftliche Artikel ergänzt. Dr. Schwartz beteiligte sich außerdem an der

Behandlung von unheilbar an Krebs erkrankten Patienten mit verschiedenen unschädlichen und potenziell wirksamen Mitteln. Die ersten Ergebnisse sind vielversprechend.

Mit amerikanischen Kollegen, die ebenfalls zum Stoffwechsel von Krebszellen forschen, tauscht er sich regelmäßig aus.

Weitere Informationen über Dr. Schwartz (in französischer Sprache) finden Sie auf seiner Internetseite. Einen Newsletter (in französischer Sprache) können Sie dort ebenfalls abonnieren: *http://guerir-du-cancer.fr*